卫生计生监督执法案例评析汇编

国家卫生计生委综合监督局
国家卫生计生委卫生和计划生育监督中心 编

薛晓林 陈 锐 **主编**

中国协和医科大学出版社

图书在版编目（CIP）数据

卫生计生监督执法案例评析汇编／薛晓林，陈锐主编. —北京：中国协和医科大学出版社，2015.1

ISBN 978-7-5679-0253-4

Ⅰ．①卫…　Ⅱ．①薛…②陈…　Ⅲ．①医药卫生管理-案例-汇编-中国　Ⅳ．①R199.2

中国版本图书馆 CIP 数据核字（2015）第 011340 号

卫生计生监督执法案例评析汇编

主　　编：薛晓林　陈　锐
责任编辑：许进力

出版发行：中国协和医科大学出版社
　　　　　（北京东单三条九号　邮编 100730　电话 65260431）
网　　址：www.pumcp.com
经　　销：新华书店总店北京发行所
印　　刷：北京玺诚印务有限公司

开　　本：787×1092　1/16 开
印　　张：11
字　　数：250 千字
版　　次：2015 年 1 月第 1 版
印　　次：2017 年 11 月第 4 次印刷
定　　价：35.00 元

ISBN 978-7-5679-0253-4

前　言

为提高卫生计生监督队伍执法能力，规范执法行为，国家卫生计生委综合监督局与国家卫生计生委卫生和计划生育监督中心组织开展了 2013 年度卫生计生监督执法案例征集和评查工作。

各省（区、市）卫生监督机构认真组织案例征集工作，共筛选上报优秀案例 537 件，经组织专家认真评查，评选出优秀典型案例 69 件。

通过本次评查发现，各地文书制作规范，法律法规适用正确，事实认定清楚，证据收集全面，处罚要素明确，基本体现了卫生计生监督执法机构的执法水平，在卫生计生监督执法实践中具有一定的指导意义，值得学习借鉴。本书从评选出的优秀典型案例中选取 56 件，并组织专家对案例进行了评析，力求理论与实际紧密结合。本书语言通俗，实用性强，既可作为各级卫生计生行政部门、监督机构对监督员的培训教材，又可作为监督员在监督执法实践中的参考资料。

本书疏漏和不妥之处，敬请批评指正。

国家卫生计生委综合监督局

国家卫生计生委卫生和计划生育监督中心

2015 年 1 月

目　　录

一、某大学附属医院
未做好集中空调冷却水处理工作案

【案情介绍】

2012 年 9 月，某区卫生行政部门对某大学附属医院（以下简称某医院）集中空调通风系统冷却水进行监督性抽检，样品送某区疾病预防控制中心检测，2012 年 11 月初收到检测报告，检测结果显示空调冷却水中检出 I 型嗜肺军团菌，该医院涉嫌未做好空调冷却水的杀菌、灭藻等日常性水处理工作。

某区卫生行政部门遂于 2012 年 11 月 13 日再次对某医院集中空调通风系统进行监督检查，发现该医院没有集中空调通风系统冷却水过滤、缓蚀、阻垢、杀菌和灭藻等日常性水处理工作记录。同时发现，该医院住院楼 17 病区特需病房内回风口有积尘，未查见风口清洗记录，执法人员立即对现场检查情况进行了取证。某区卫生行政部门认为当事人的上述行为涉嫌违反了《某市集中空调通风系统卫生管理办法》第十条第（四）项、第（六）项的规定，予以立案，并随即展开进一步调查取证工作。经调查确认，该医院集中空调通风系统自 2012 年 2 月 6 日投入使用以来，未曾对空调风口进行过清洗，导致回风口出现严重积尘。该医院集中空调冷却循环水系统自 2012 年 7 月份开启，至 10 月底关闭，冷却循环水系统投入使用期间，该医院每月用高压水枪冲洗空调冷却塔并排污，但未对冷却水进行杀菌、灭藻处理，导致检出嗜肺军团菌。根据以上违法事实和情节，某区卫生行政部门依据《某市集中空调通风系统卫生管理办法》第二十四条第（一）项、第（三）项的规定，对"未做好过滤、缓蚀、阻垢、杀菌和灭藻等日常性水处理工作"的行为责令该医院"集中空调通风系统冷却塔再次投入使用前"对冷却循环水系统进行清洗、消毒，对"回风口的风口出现积尘现象"责令该医院限期清洗，并给予罚款人民币伍仟元整的行政处罚。

某区卫生行政部门分别于 2012 年 12 月 26 日、2013 年 1 月 14 日向当事人送达了《行政处罚事先告知书》、《行政处罚决定书》。当事人在规定时间内未申请行政复议，未提起行政诉讼，亦未缴纳罚款。某区卫生行政部门遂于 2013 年 5 月 15 日下达了《罚（没）款催缴通知书》，当事人于 2013 年 6 月 3 日履行了处罚决定，并改正了违法行为。

【案件评析】

集中空调通风系统是指对房间或者封闭空间内空气进行集中处理和输送的设备总和，

管理单位应定期对其设施设备进行维护、清洗和消毒。若运行管理不当造成系统污染，将影响使用者健康，如不良建筑物综合征、军团菌病等。本案是《某市集中空调通风系统卫生管理办法》实施以来首次针对集中空调通风系统卫生违法行为作出的行政处罚案件，改变了以往集中空调通风系统无处罚便无清洗、无整改的状况，进一步规范了集中空调通风系统日常卫生管理工作。卫生监督员通过监督性抽检发现被处罚人存在的卫生安全隐患，倒追违法事实。通过进一步的现场检查、摄像、询问调查等手段充分取证，证据衔接有序，证据链完整，被处罚人对违法事实供认不讳。

在处理问题上，考虑到集中空调通风系统使用的季节性，每年的5月至10月期间为制冷期，冷却循环水系统处于正常运行状态，其他季节仅提供新风或锅炉水制热，冷却循环水系统处于停机状态，故对某医院"未做好过滤、缓蚀、阻垢、杀菌和灭藻等日常性水处理工作"的行为仅责令限期改正，未予以罚款的行政处罚，而对于"风口有积尘现象"责令限期改正的同时予以罚款，处罚合法合理。

【思考建议】

1. 集中空调通风系统的使用日益广泛，人们生活、工作的室内空气质量很大程度地依赖于集中空调通风系统的送风质量，其卫生状况与群众健康密切相关。某市多年监测结果显示，集中空调通风系统存在的主要污染问题是冷却水军团菌污染。当清洗、消毒不规范，冷却水被军团菌污染后，带菌气溶胶可通过空调机风口、门窗和通风管道进入室内，如风管、风口有积尘，更为致病菌提供了生存环境，将进一步加剧潜在的卫生安全隐患。

2. 医院作为一个特殊公共场所，人群流动量大，患者中聚集了较多中老年人、慢性肺部疾病、糖尿病、肿瘤患者等免疫力低下人群，这些人均属军团菌病的高危人群，体现出集中空调通风系统清洗、消毒工作的重要性。然而，医院作为卫生系统内单位，尤其是本案被处罚人为三级甲等医院，执法阻力较大。通过对此类案件查处，既对医疗机构集中空调通风系统卫生管理工作敲响了警钟，也为各级卫生行政部门的卫生监督执法工作提供了借鉴。

二、某宾馆未按照规定设置与
其经营规模相适应的消毒设施案

【案情介绍】

2013年12月9日卫生监督员在日常监督检查中发现：市区某综合性宾馆对原经营场所擅自扩建，在经营场所所在建筑物五楼增设了20个客房，该楼层未见相应的清洗、消毒、保洁等设施，该宾馆四楼客房部储物间放置有床铺一张，茶饮具消毒间内放置有洗衣机一台。上述行为违反了《公共场所卫生管理条例实施细则》第十五条规定，卫生监督员当场向当事人出具了责令其限期改正的《监督意见书》和《卫生行政执法约见书》。2013年12月10日当事人来我局进行了约谈，卫生监督员向其阐述了《公共场所卫生管理条例实施细则》、《住宿业卫生规范》的具体要求，对其经营场所如何增设清洗、消毒、保洁设施设备进行了指导并告诫当事人如不按要求进行整改我局将依法予以行政处罚。当事人当场表示会在规定时间内整改到位。整改期限届满后卫生监督员于2013年12月16日对该店整改情况进行验收时发现该店仅对挪用卫生设施的行为进行了整改。当事人涉嫌未按经营规模设置相适应的公用物品清洗、消毒设施。卫生监督员将当事人的违法行为上报领导并经审批同意后正式予以立案。卫生监督员现场制作现场笔录、询问笔录并拍摄照片存档；现场提取了当事人的身份证复印件一份，该店工商营业执照复印件一份。当事人在接受询问过程中承认在申领卫生许可证时知晓公共场所新、改、扩建需要办理预防性卫生审查的相关规定，承认宾馆五楼不具备相应的消毒间。该店客房部服务员也证实了该店五层不具备消毒公用物品的固定设施。办案人员随后通过与该店行政许可资料进行比对，确认该店第五层为擅自扩建的经营场所且该楼层无相应的清洗、消毒、保洁等设施。办案人员还调取了当事人在申领卫生许可证时作出的有关"新、改、扩公共场所经营设施按照规定向卫生行政部门办理预防性卫生审查手续"的承诺书。在对上述证据进行固定后，案件调查终结。2013年12月17日我局合议小组经过合议并形成统一意见：拟对当事人作出①警告；②罚款人民币壹仟元整的行政处罚。同日，卫生监督员向当事人送达了《行政处罚事先告知书》，当事人在场并予以签收。当事人未在规定时间（2013年12月20日前）到来我局进行陈述和申辩。2013年12月23日，办案人员向当事人送达了《行政处罚决定书》，给予当事人警告并处罚款人民币壹仟元的行政处罚。2013年12月25日，当事人自觉履行了行政处罚，本案予以结案。2013年12月30日，当事人电话告知我局其宾馆五楼增设的消毒间已到位。同日，卫生监督员再次对该店整改情况进行验收并拍照留档。

【案件评析】

本案是一起公共场所经营单位违反《公共场所卫生管理条例实施细则》第十五条有关"公共场所应根据经营规模、项目设置清洗、消毒、保洁、盥洗的等设施设备"内容的典型案例。本案案件的来源是卫生监督员在日常巡查过程中发现某宾馆擅自扩建公共场所经营场所的行为，在日常监督中不在少数，但在适用法律方面有值得很多探讨的地方：

（一）相对人的违法行为涉及的义务性条款

在本案中，相对人实际是实施了一个违法行为，即"在宾馆原有规模基础上擅自扩建"，在该违法行为完成后，带来了一个违法结果，即"扩建客房未按要求设置配套的清洗消毒等设施设备"。办案人员在案件办理过程中认为相对人的行为违反了《公共场所卫生管理条例实施细则》（以下简称《实施细则》）第十五条的规定"公共场所经营者应当根据经营规模、项目设置清洗、消毒、保洁、盥洗等设施设备和公共卫生间"，然后依据《实施细则》第三十七条进行了处罚。

对这样的法律适用，笔者认为似有不妥。相对"扩建后的客房未按要求配备清洗消毒设施"这个附带违法后果而言，"在宾馆原有规模基础上擅自扩建"是先行违法行为、主要违法行为。正因为擅自扩建在前才造成了"扩建的客房未配备清洗消毒设施"这一违法结果在后，所谓皮之不存，毛将焉附。因此，笔者认为宜将相对人的行为认定为违反《实施细则》第二十六条的规定"公共场所进行新建、改建、扩建的，应当符合有关卫生标准和要求，经营者应当按照有关规定办理预防性卫生审查手续"。

（二）相对人的违法行为是否构成"牵连关系"

牵连性违法行为是指行为人出于一个违法目的实施违法行为，其方法（手段）行为或结果行为又触犯了其他法律规范的违法行为。其特征是：

1. 为实现一个违法目的实施了数个不同的违法行为，通常包括目的行为和手段行为或结果行为。

2. 所实施的数个行为，触犯了数个不同法律规范。

3. 所实施的目的行为与其方法行为或者结果行为之间有牵连关系。

牵连的形式表现有三种：

1. 目的行为与方法行为牵连。

2. 目的行为与结果行为牵连。

3. 同一目的的行为先后与手段行为和结果行为牵连。

牵连性违法行为以择一重罚为处理原则。

结合本案中相对人的违法情形来看，相对人的违法行为似乎存在一定的牵连关系，"扩建的客房未配备清洗消毒设施"是"擅自扩建"这一违法行为带来的自然结果，但认定牵连关系的前提是必须存在两个违法行为，在本案中相对人"擅自扩建"是主动性的违法行为，毫无疑问可以单独认定为一个违法行为，而"给擅自扩建后的客房配备清洗消毒设施"是否是相对人的法律强制性义务呢，如果相对人有这一义务，那相对人不配备清洗消毒设施的这一不作为状态违法行为能否认定为一个单独的违法行为，这很值得商榷。

在刑法司法实践中，行为人实施犯罪行为以后，有义务承担刑事责任，而没有义务防止危害结果发生。如果行为人自动防止危害结果的发生，则是减免刑罚的理由；如果行为人没有防止结果发生，则负既遂罪的刑事责任；如果行为人没有防止更严重的结果发生，则负结果加重犯的刑事责任。并没有成为刑法上的牵连犯。因此，笔者在此，认为不作为行为不能构成行政违法行为中牵连关系的一个单独行为，先行行为与不作为违法行为之间不存在牵连关系。就本案而言，只能认定相对人实施了一个违法行为，违反了《实施细则》第二十六条的规定。

【思考建议】

责令改正或者限期改正违法行为，是指行政主体责令违法行为人停止和纠正违法行为，以恢复原状，维持法定的秩序或者状态，具有事后救济性。对于和本案中类似的"未经审批或许可擅自扩建"这类违法行为的责令改正，部分办案人员的认识还比较僵化，局限于一拆了之的办案思路。在本案中，办案人员认为对于擅自扩建的客房要责令其改正，就必须恢复原状，先拆除，如需再建必须先办理预防性卫生审查手续，但又思量如拆除对相对人利益损害过大，于是转而适用《实施细则》第十五条避开了这个问题。其实对此类违法行为的责令改正，并不局限于非拆不可，责令改正的目的是为了让违法状态不再继续，维持法定的秩序或者状态，因此，如本案中的这种情形，应该首先考虑其扩建的客房和需配备的清洗消毒设施在空间上能不能承受，如空间允许，完全可以责令其先停止使用拆建客房，立即申请办理预防性卫生审查，同时增设配套的清洗消毒设施。

三、某单位将清洗、消毒卫生设施挪作他用案

【案情介绍】

2013 年 4 月 10 日，某市卫生局执法人员对某生活美容店进行日常监督检查时发现：该单位 1 名从业人员正在一间既标有"调配间"又标有"消毒间"字样的房间内调配化妆品。经查阅该单位公共场所卫生许可证申请材料，该功能间在卫生许可时，作为消毒功能间设置使用。进一步检查发现，该单位当天 13 名工作人员中，有 4 人无有效健康合格证明直接从事为顾客服务的工作。卫生监督员现场制作《现场笔录》，并下达《卫生监督意见书》责令该单位为从业人员办理健康证明，消毒间必须独立使用。

5 月 21 日，某市卫生局监督员对该单位进行复查时发现，该单位消毒间与化妆品调配间仍同为一室，室内有 5 盒已开启的组合装化妆品，墙上贴有该产品调配方法。当日 15 名从业人员中有 11 名从业人员（含 4 月 10 日检查发现的 4 人）未获得有效健康合格证明直接从事为顾客服务工作。卫生监督员制作《现场笔录》、对该单位经理朱某某制作《询问笔录》，并下达《卫生监督意见书》责令其立即改正。

5 月 23 日，某市卫生局对该单位立案查处，5 月 24 日经第一次合议，决定对该单位给予：警告；对将清洗消毒间挪作化妆品调配间使用罚款人民币 1 万元；对使用 11 名无有效健康合格证明的从业人员从事直接为顾客服务工作罚款人民币 5000 元，合并罚款人民币 15000 元。送达《行政处罚事先告知书》后，该单位于 5 月 31 日提出书面陈述，承诺今后规范经营，并附有整改后独立设置的消毒间照片及 11 名从业人员健康合格证明原件和复印件。6 月 3 日，某市卫生局就其申述申辩内容组织二次合议，决定给予该单位：警告；对将清洗消毒间挪作他用罚款人民币 5000 元；对使用 11 名无健康合格证明人员直接为顾客服务罚款人民币 5000 元，合并罚款人民币 10000 元。6 月 19 日送达《行政处罚决定书》，该单位在法定期限内未申请行政复议，也未提起诉讼，后主动缴纳了罚款，本案顺利结案。

【案件评析】

（一）处罚程序与法律适用

《美容美发场所卫生规范》第二章第五条第（四）项规定：美容美发场所应当设置公共用品用具消毒设施，美容场所和经营面积在 50 平方米以上的美发场所，应当设立单独的清洗消毒间，专间专用。本案中，当事人擅自将清洗消毒间挪作化妆品调配间使用，违反

了上述要求和《公共场所卫生管理条例实施细则》第十五条第二款的规定，依据《公共场所卫生管理条例实施细则》第三十七条第（三）项规定，对该行为应当首先责令改正，逾期不改的，予以警告，并处 1000 元以上 10000 元以下罚款。本案承办人员严格履行执法程序，初次发现违法行为即要求其限期改正，在当事人逾期未改情况下，方予以行政处罚。

该单位使用 11 名无健康合格证明人员直接为顾客服务的行为，违反了《公共场所卫生管理条例》第七条规定，依据《公共场所卫生管理条例》第十四条第一款第（二）项和《公共场所卫生管理条例实施细则》第三十八条的规定，可予以：责令限期改正，给予警告，并处以 500 元以上 5000 元以下罚款；逾期不改正的，处以 5000 元以上 15000 元以下罚款。该行为首次发现即可给予行政处罚，且 13 名工作人员中 4 人无有效健康合格证明直接为顾客服务并不符合"情节轻微并及时纠正"的免予处罚条件，承办人员仅以卫生监督意见书形式责令整改似未完全履行监管职责。

（二）自由裁量权的使用

本案中，当事人 2 项违法行为均属逾期不改，在处罚裁量方面，将清洗消毒间挪作他用一项予以上限处罚，罚款 1 万元；使用 11 名无健康合格证明人员直接为顾客服务一项予以下限处罚，罚款 5000 元。根据当事人陈述申辩内容及整改情况，可对罚款金额酌情从轻。由于使用无健康证明人员直接为顾客服务一项已是处罚下限，故二次合议在将清洗消毒间挪作他用一项"处 1000 元以上 10000 元以下罚款"范围内，对当事人从轻予以 5000 元罚款。体现了规范使用行政处罚自由裁量权和过罚相当原则。

【思考建议】

（一）从轻、减轻行政处罚的依据？

从轻处罚是指行政机关在法定的处罚种类、形式和幅度内，选择较轻的处罚方式或者在一种处罚方式允许的幅度内选择较低的处罚度进行处罚。

减轻处罚是指行政机关在法定的处罚方式或处罚幅度最低限以下，对违法行为人适用行政处罚。

《行政处罚法》第二十五条规定："不满十四周岁的人有违法行为的，不予行政处罚，责令监护人加以管教；已满十四周岁不满十八周岁的人有违法行为的，从轻或者减轻行政处罚。"

《行政处罚法》第二十七条规定："当事人有下列情形之一的，应当依法从轻或者减轻行政处罚：

1. 已满 14 周岁不满 18 周岁的人有违法行为的。

2. 主动消除或者减轻违法行为危害后果的。

3. 受他人胁迫有违法行为的。

4. 配合行政机关查处违法行为有立功表现的。

5. 其他依法从轻或者减轻行政处罚的。

在卫生行政处罚过程中，该条第（2）项是主要适用理由，应加以高度注意。

同时，《行政处罚法》第五十二条规定："当事人确有经济困难，需要延期或者分期缴纳罚款的，经当事人申请和行政机关批准，可以暂缓或者分期缴纳。"

可见，法律明确规定了从轻、减轻情形，必须依法适用。同时也应注意，经济困难不是从轻、减轻之法定情形，不能以"经济困难"为由减轻或从轻处罚。

（二）如何区分"应当"处罚与"可以"处罚？

"应当"处罚，是指必然发生对违法者适用行政处罚或从轻、从重等的结果。"应当"处罚，是就行政机关适用行政处罚权的羁束规定，是羁束裁量权的具体表现。凡行为人有行政违法行为的，除法定事由外，都应当受到行政处罚，否则，即是有失公平的。在"应当"处罚情形中，具体包括三方面：①应当对违法者适用行政处罚；②应当从轻，减轻或免除处罚；③应当从重处罚。在对违法者应当使用行政处罚的过程中，在"应当"范围内行政机关仍有一定的自由裁量权。另外，为了防止处罚时疏漏某些具有特殊之处的行政违法行为，法律、法规还作出明确强调性的规定，应该予以处罚。

"可以"处罚，是指对违法者可以予以行政处罚，也可以不予以行政处罚，或者可以从轻、从重处罚，也可以不予以从轻、从重处罚；或者可以从轻、从重处罚，也可以予以几种处罚方式。"可以"处罚赋予行政机关比"应当"处罚更大的权利，是自由裁量权的具体表现。尽管行政机关在"可以"处罚中自由选择权力更大，但也不是可以滥加运用，而必须在法定的范围内，根据违法行为的性质，各种情节等综合地作出裁量，否则即属滥用自由裁量权。从现行法律、法规的规定来看，"可以"处罚具体表现在下列三个方面：①在处罚与不处罚间予以选择；②在处罚幅度上予以选择，即在是否从轻或从重上予以选择；③在几种处罚方式上进行选择。

（三）如何区分"从轻"处罚与"减轻"处罚？

"从轻"处罚是指行政机关在法定的处罚方式和处罚幅度内对行政违法行为人在几种可能的处罚方式内选择较轻的处罚方式，或者在一种处罚方式中在允许的幅度内选择较低限度进行处罚。当然，从轻处罚也不是绝对适用最轻的处罚方式，更不是一定要在幅度最低限进行处罚，行政机关要综合考虑其违法情节，作出适度的从轻处罚决定。

"减轻"处罚是指行政机关在法定的处罚方式和处罚幅度最低限以下，对违法行为人适用的行政处罚。在处罚的程度上，它界乎于从轻处罚和不予处罚之间。具体地说，减轻处罚有两种情况：①行政机关在法定的处罚方式以下对违法者实施处罚；②行政机关在法定的处罚幅度最低限以下实施处罚。

四、贺某未取得《公共场所卫生许可证》擅自营业案

【案情介绍】

2013 年 8 月 12 日，郑州市卫生局对位于郑州市郑东新区商鼎路 1 号的郑州市郑东新区某酒店进行卫生监督检查，发现贺某持郑东新区卫生局核发的《食品卫生许可证》（编号：郑东卫食证字［2013］第 000004 号；许可范围：住宿业；发证机关：郑东新区卫生局）正在从事住宿业经营活动，所持的《食品卫生许可证》存在涉嫌伪造的国家机关证件的诸多疑点：疑点之一：发证机关"郑东新区卫生局"与我市行政区划和卫生行政机关设置情况不相符。郑东新区全称为郑东新区管委会，是市政府派出机构且未设置有郑东新区卫生局，郑州市卫生局也未委托其实施公共场所卫生行政许可权限。疑点之二：许可证件的制式和内容与我市公共场所许可规范要求明显不相符。该单位持有许可范围为住宿业的许可证照名称为《食品卫生许可证》、编号为郑东卫食证字［2013］第 000004 号与我市公共场所卫生行政许可规范要求不相符。

经请示领导和集体讨论调查方案后，郑州市卫生局监督人员立即从以下几个主要方面，展开对贺某（郑州市郑东新区某酒店业主）涉嫌持伪造的卫生许可证从事住宿业经营的行为的调查取证工作：

1. 查阅全市公共场所卫生许可档案。经查阅连续几年来全市公共场所行政许可档案发现：我局曾于 2011 年度对郑州市郑东新区某酒店颁发编号为郑东卫字（2010）第 000004 号《卫生许可证》，由于其逾期既未申请延续也未申请复核且无法联系其业主的情况下，该《卫生许可证》已被注销。

2. 责成辖区核实经营单位诸多疑点。按照我局"关于核实郑州市郑东新区某酒店卫生许可情况的通知"要求，郑东新区管委会认真核查后回复材料显示：郑东新区管委会未设置郑东新区卫生局，未取得公共场所卫生行政许可权限，未对郑州市郑东新区某酒店实施过卫生许可；辖区公共场所有效卫生许可证件均为《卫生许可证》且用章均为"郑州市卫生局"。

3. 规劝经营单位积极配合调查取证。我局向该酒店相关负责人出示前期的暗访调查的证据后，该负责人对所持《食品卫生许可证》涉嫌系伪造的国家机关证件一事持怀疑态度。经向其提供全市公共场所许可档案并陪同其前往郑东新区管委会核实后，该酒店相关负责人最终承认：贺某（郑州市郑东新区某酒店业主）所持的郑东卫食证字（2013）第 000004

号《食品卫生许可证》是通过某证照代办公司办理的卫生许可证件，系代办公司伪造的国家机关证件，他们之前没有核实过并不知道其真伪。

在历经多次集体讨论研究、不断补充完善调查取证，最终形成有效证据链条后，经合议委员会集体合议一致认定：2013 年 2 月 23 日至 2013 年 8 月 30 日，贺某持伪造的卫生许可证在郑州市郑东新区商鼎路 1 号开办郑州市郑东新区某酒店并从事住宿业经营活动的行为违反了《公共场所卫生管理条例》第八条和《公共场所卫生管理条例实施细则》第二十二条第二款的规定，依据《公共场所卫生管理条例》第十四条第一款第（四）项和《公共场所卫生管理条例实施细则》第三十五条第一款第（二）（三）项的规定，参照《郑州市卫生局行政处罚裁量标准》相关标准，其行为属于特别严重违法情形。2013 年 11 月 15 日，郑州市卫生局做出了给予其警告、罚款人民币贰万元整的行政处罚。同时，责令其立即改正违法行为。

郑州市卫生局通过组织召开新闻发布会、卫生监督监测信息网络平台等形式，将贺某违法经营郑州市郑东新区某酒店行为如实向社会进行了公示。同时，当事人如期履行了行政处罚并自行关停了其经营的郑州市郑东新区某酒店。

【思考建议】

（一）对贺某原取得的卫生许可证有效性的问题

《卫生行政许可管理办法》"第四十五条卫生行政部门接到延续申请后，应当按照本办法的有关规定作出受理或者不予受理的决定。受理延续申请的，应当在该卫生行政许可有效期届满前作出是否准予延续的决定；逾期未作决定的，视为准予延续。

卫生行政部门作出不受理延续申请或者不准予延续决定的，应当书面告知理由。

被许可人未按照规定申请延续和卫生行政部门不受理延续申请或者不准予延续的，卫生行政许可有效期届满后，原许可无效，由作出卫生行政许可决定的卫生行政部门注销并公布。"

注销是卫生行政许可程序里的一个环节，相对于卫生行政许可申请而言，分别是卫生行政许可的一首一尾，是行政许可废止的一种情况。属行政机关内部程序行为。即使行政机关没有办理注销也不产生本应依法失去效力（如卫生行政许可有效期届满未按照规定申请延续和卫生行政部门不受理延续申请或者不准予延续的；公民死亡或者丧失行为能力；法人或者其他组织依法终止；行政许可依法被撤销、撤回、吊销）的行政许可仍然有效之效力！

（二）是以实施行政处罚还是以刑事责任入罪的讨论

本案当事人所持伪造的国家机关证件，是通过支付代办公司费用取得的，在初次合议期间存在是否应该移交公安部门，以伪造国家机关证件罪入罪的异议。本案主办人员认为：当事人在支付一定费用后，委托代办公司为其办理卫生许可证，代办公司擅自为其违法办理了卫生许可证并隐瞒了相关事实，导致其在不知情的情况下持伪造的卫生许可证从事住宿业经营的行为，既不存在买卖国家机关证件关系也不存在主观上的直接故意，不符合伪造国家机关证件罪的犯罪构成要件，故不应移交公安部门以刑事责任入罪。

（三）及时公开监管信息有效助推卫生监管工作的探索

本案能够顺利结案得益于公示卫生监督监测信息后，在新闻媒体、广大市民等的高度关注下，该酒店及时纠正了违法行为并自觉履行了行政处罚。加强公共场所卫生监督监测信息公示工作既是国家卫生法律法规的明确规定，也是推进卫生监督工作的强劲助力，还是提升卫生监督执法威信的重要途径。郑州市卫生局经过 5 年来持续开展的卫生监督监测信息公示工作，建立健全了一套成熟稳定的工作机制和方案。通过对广大群众和新闻媒体关注的热点、焦点和难点问题，开展卫生监督监测专项行动并及时向社会公示监管信息，有效地规范了卫生监督行为，打击了违法行为，提高了卫生执法的威信，保护了市民的健康权益。

五、某投资有限公司违反健康管理规定案

【案情介绍】

2013年7月9日，某区卫生监督所接到群众举报，反映某游泳池内突然冒出带有刺鼻气味的气体，导致大量泳客产生不适反应。接到举报后，区卫生监督所立即向区卫生计生委领导汇报，同时启动突发事件应急响应，组织卫生监督员前往调查处理。

卫生监督员兵分两路，一路携带取证设备、采样、快速检测设备、执法文书会同区疾控中心人员迅速到达现场，对从业人员健康证、水循环设备、消毒设备、机械通风设备、池水更换记录、消毒记录、消毒产品索证等方面开展现场调查。另一路对在该泳池游泳后出现胸闷、呼吸困难等呼吸道症状到医院就诊的患者开展询问调查。通过流行病学调查资料，现场检查情况进行综合分析，初步怀疑这起事件是因恒动臭氧消毒净化系统超负荷长期运转发生故障，臭氧未与水充分混合直接加入泳池或臭氧加入量过大，致泳客瞬间吸入高浓度臭氧引发胸闷、呼吸困难等呼吸道症状。卫生监督员立即启动临时控制措施，责令该游泳场馆暂停营业，疏散游泳人员，并要求经营方通知恒动臭氧水循环消毒系统设备维护厂方专家对设备进行全面检查，查找故障原因，彻底进行检修，并报安监、质监等部门进行检测，合格后再投入使用。同时，要求该单位积极配合组织抢救患者，密切观察发病动态，如有新发病例立即送医院就诊，及时向卫生行政部门报告。

现场检查中还发现该游泳池水中余氯超标；5名从业人员未取得健康合格证上岗。卫生行政部门依据《公共场所卫生管理条例实施细则》第三十八条给予行政处罚，罚款贰仟元整。同时，组织全区游泳场所召开卫生安全会议要求引以为戒，加强游泳场所自身设备、制度、记录的自查，并再次对游泳场所进行全覆盖的监督检查。

【案件评析】

1. 该事件属于《公共场所卫生管理条例实施细则》第四十二条第二款规定的公共场所危害健康事故。《突发公共卫生事件应急条例》中将突发公共卫生事件定性为突然发生，造成或者可能造成社会公众健康严重损害的重大传染病疫情、群体性不明原因疾病、重大食物和职业中毒以及其他严重影响公众健康的事件。《公共场所卫生管理条例实施细则》第四十二条第二款规定：公共场所危害健康事故，指公共场所内发生的传染病疫情或者因空气质量、水质不符合卫生标准、用品用具或者设施受到污染导致的危害公众健康事故。"突发

性公共卫生事件"和"公共场所危害健康事故"两个概念之间有重合的部分也有不同的地方。前者重点强调突发性，范围较广涉及重大传染病疫情、群体性不明原因疾病、重大食物和职业中毒等；后者重点强调是公共场所内部发生的，涉及范围主要是围绕公共场所内发生危害的情况。两个概念的相同之处都是强调结果的发生，即危害社会公众的健康。经调查，该事件是因恒动臭氧消毒净化系统超负荷长期运转发生故障，臭氧未与水充分混合直接加入泳池或臭氧加入量过大，致泳客瞬间吸入高浓度臭氧引发胸闷、呼吸困难等呼吸道症状，导致了25位泳客就诊，10位患者留院观察的危害公众健康的后果。该事件即可定性为"突发性公共卫生事件"，也符合《公共场所卫生管理条例实施细则》中规定的"公共场所危害健康事故"。

2. 根据《公共场所卫生管理条例实施细则》第三十三条规定：县级以上地方人民政府卫生行政部门对发生危害健康事故的公共场所，可以依法采取封闭场所、封存相关物品等临时控制措施。该事件中出现了臭氧过量，为避免危害公众健康的情况进一步扩大，区卫生计生委现场下达了《卫生行政控制决定书》，责令该游泳场馆暂停营业，疏散游泳人员，并要求经营方通知恒动臭氧水循环消毒系统设备维护厂方专家对设备进行全面检查，查找故障原因，彻底进行检修，并报安监、质监等部门进行检测，经检测合格后再投入使用。此次事件卫生监督人员反应迅速、行动有力，有效地控制了事态发展，体现出卫生监督队伍处理突发卫生事件的能力，获得了社会各界的肯定和好评。

【思考建议】

1. 游泳池水中余氯超标在《公共场所卫生管理条例实施细则》中没有相应的罚则。《公共场所卫生管理条例实施细则》第十二条规定：游泳场（馆）和公共浴室水质应当符合国家卫生标准和要求。但对违反该法条的情况没有相应的罚则，因此对该泳池水中余氯超标的情况未能实施行政处罚。该案最后对5名未取得健康合格证上岗的从业人员进行行政处罚。给予警告，罚款贰仟元整。

游泳场所泳池水余氯超标是日常监督中常见的、多发的水质问题之一，但苦于没有相应的罚则，发现问题后只有通过下达卫生监督意见书、公示水质检测结果等形式促使经营者加强泳池水质管理。建议修改相应的法律法规，增加对水质不符合国家卫生标准和要求情况的处罚内容。同时，应该在相关法律法规尚未完善之前，通过加大检测频次和检查力度，曝光水质不合格的场馆等方式促使行业自律，严格水质管理。

2. 该事件是否适用《公共场所卫生管理条例实施细则》第三十九条。《公共场所卫生管理条例实施细则》第三十九条规定：公共场所经营者对发生的危害健康事故未立即采取处置措施，导致危害扩大，或者隐瞒、缓报、谎报的，由县级以上地方人民政府卫生行政部门处以5000元以上3万元以下罚款；情节严重的，可以依法责令停业整顿，直至吊销卫生许可证；构成犯罪的，依法追究刑事责任。

该案件来源于群众投诉，在现场调查、采取临时控制措施及对患者救治方面，经营方均积极、主动配合。但是经营方是否隐瞒、缓报、谎报无法查证和判断，毕竟该事件不是由经营方主动向卫生行政部门报告。由此可见，《公共场所卫生管理条例实施细则》第三十九条表面看来处罚力度较大，但在实际处罚中很难应用，因此本案也未能适用该罚则。

六、某酒店未取得《公共场所卫生许可证》擅自营业案

【案情介绍】

2013 年 6 月 5 日，卫生监督员在检查中发现 DF 酒店未依法取得《公共场所卫生许可证》擅自营业，客房部未按规范要求设置布草间、清洗消毒间等卫生设施。监督员现场拍照取证，制作《现场笔录》，并且对该酒店综管部经理杨某、客房部经理杨某等酒店工作人员进行了询问调查，制作了《询问笔录》。了解到该店自 2012 年 9 月底开始营业，至今未办理《公共场所卫生许可证》。卫生监督员现场下达了《卫生监督意见书》，责令其未取得《公共场所卫生许可证》不得营业，同时要求增设相应的基本卫生设施。

2013 年 6 月 27 日，卫生监督员对该酒店复查时发现酒店仍在营业，仍未办理《公共场所卫生许可证》，也未进行布草间等基本卫生设施建设。监督员对该店总经理郝某、综管部经理杨某进行了询问调查，制作了《询问笔录》。该酒店总经理郝某一再强调酒店筹建期间事情太多，他本人也未从事过酒店管理工作，不知道要办理《公共场所卫生许可证》。

卫生监督员认为该酒店违法行为严重，7 月 2 日经市卫生监督所领导批准同意，立案查处。为进一步确认违法事实，承办卫生监督员再次进行了调查补证。7 月 9 日市卫生监督所合议认为，DF 酒店管理有限公司未依法取得《公共场所卫生许可证》擅自进行住宿等公共场所经营，且未按规定设置与其经营规模、项目相适应的清洗、消毒设施的违法事实，违反了《公共场所卫生管理条例》第三条第一款第（五）项、第八条及《公共场所卫生管理条例实施细则》第十五条第一款、第二十二条第二款，依据《公共场所卫生管理条例》第十四条第一款第四项及《公共场所卫生管理条例实施细则》第三十五条第一款第（二）项、第三十七条第一款第（三）项的规定，建议对该酒店：①未依法取得公共场所卫生许可证擅自营业处罚 18000 元；②未按规定设置与其经营规模、项目相适应的清洗、消毒设施处罚 3000 元。合并给予警告并处以罚款人民币 21000 元的行政处罚，同时责令其立即改正违法行为。

7 月 17 日，承办卫生监督员到 DF 酒店送达了《行政处罚事先告知书》，随后 DF 酒店递交了书面的《减免陈述》，提出减免罚款的请求，有三方面理由：①酒店处于试运营阶段，部分设施设备在逐步完善中，酒店属合资经营，投资方常驻外地，酒店经营负责人对酒店的存在问题需向投资方当面汇报，所以未能及时对卫生监督机构提出的整改意见作出回应；②目前酒店经营举步维艰，一直处于亏损状态，入不敷出；③酒店将积极配合，先

已经整改出两间消毒间和两间布草间。8 月 23 日，市卫生监督所对该酒店提出的减免请求进行合议。合议认为：该酒店管理人员与投资方沟通不畅，且不了解卫生行政许可程序，导致不能及时办理《公共场所卫生许可证》。同时该酒店能够按照卫生监督机构意见正在积极完善基本卫生设施，建议在原裁量罚款基础上从轻处罚，处以警告并处罚款 13000 元，并出具了《陈述和申辩复核意见书》。8 月 26 日市卫生局下达了《行政处罚决定书》，该酒店于 2013 年 9 月 10 日完全履行了处罚决定，并提交了《整改报告》，本案结案。

【思考建议】

按照《行政处罚法》第二十七条规定，当事人有下列情形之一的，应当依法从轻或者减轻行政处罚：

1. 主动消除或者减轻违法行为危害后果的。
2. 受他人胁迫有违法行为的。
3. 配合行政机关查处违法行为有立功表现的。
4. 其他依法从轻或者减轻行政处罚的。

该案例中在卫生监督员在第一次监督检查中已发现该酒店存在违法经营行为，但仅发出了《卫生监督意见书》，没有实施行政处罚予以惩戒，致使该酒店没有给予应有的重视，继续开展违法经营活动。在该酒店在接到《行政处罚事先告知书》后，进行了书面陈述申辩，一再强调客观原因。而该酒店两次接到《卫生监督意见书》后，没有对违法行为进行纠正，仍继续违法经营，属顶风违法行为。而且在该酒店陈述申辩的三条理由中，严格来说均不能作为减轻行政处罚的法定依据。最终对该酒店的罚款额度进行减轻，使得卫生行政处罚的合法性和严肃性受到了影响。

七、某自建集中式供水单位供应的饮用水
不符合国家卫生标准案

【案情介绍】

　　2013 年 4 月 8 日，某市卫生局 2 名卫生监督员和 2 名疾控中心采样人员采集某自建集中式供水单位末梢水样品 1 份，于当日送市疾病预防控制中心进行水质检测。4 月 26 日，检测报告显示：其中总大肠菌群和耐热大肠菌群两项微生物指标不符合 GB5749-2006《生活饮用水卫生标准》。该案于 4 月 27 日经领导批准立案。4 月 28 日，监督员将水质检验报告和水质检验结果告知书送达该供水单位，并对该单位水泵房供水周围环境及供水设备设施进行现场检查。现场检查发现，该单位水泵房水质消毒设备未启动。监督员制作现场检查笔录、对现场未启用水质消毒设备进行拍照留存，并责令其立即启动使用消毒设备，保持正常运转。同时，执法人员对负责人制作了询问笔录。5 月 7 日，本案调查终结。5 月 10 日，合议组成员对该案进行了合议，认定该单位水质检测不符合国家生活饮用水卫生标准，违反了《中华人民共和国传染病防治法》第二十九条第一款的规定，依据《中华人民共和国传染病防治法》第七十三条，并结合本省《行政处罚自由裁量权基准》规定，合议意见为：责令该单位立即启用水质消毒设备，并作出给予该单位罚款人民币 1 万元的行政处罚。

　　5 月 15 日，某市卫生局向该供水单位下达行政处罚听证告知书，该单位法定代表人表示自愿放弃陈述、申辩和听证权利。5 月 21 日，某市卫生局向该单位下达行政处罚决定书，该单位于 5 月 28 日自觉履行了 1 万元罚款。同时积极采取整改措施，立即启用水质消毒设备并对管网反复冲洗。卫生监督员和采样人员于 5 月 6 日再次对该单位末梢水进行采样检测，5 月 31 日，该市疾控中心检验报告显示：再次抽检水质样品符合国家生活饮用水卫生标准，本案顺利结案。

【案件评析】

（一）充分调取相关证据

　　本案是一起饮用水水质不符合国家卫生标准的案件，检测报告是认定水质不合格的主要证据。本案在样品抽检时，在该单位负责人陪同下，2 名卫生执法人员依法进行采样，并出具采样执法文书，充分体现了采样程序的合法与被采样品的真实。提取了市疾病预防控制中心取得的资质认定计量认证证书复印件作为证据，有效佐证了检验报告的法律效力。

同时还将水质检验报告和水质检验结果告知书送达该供水单位，进一步完善了法律程序；调取该单位卫生许可证、企业法人营业执照、法定代表人身份证及被委托人身份证等材料复印件与授权委托书等证明文件进一步确认违法主体。

卫生监督员还对其供水水源现场和管网进行了全面的监督检查，查找水质微生物超标的可能原因，并对该单位未启用的水质消毒设备拍照留存，对该单位管水负责人作询问笔录，调查违法所得情况，下达了监督意见书责令整改，本案既体现了法律的严肃性，对违法行为依法进行了查处，又彰显了执法人员"执法为民"的监督服务理念，最终促使当事人顺利地自觉履行的处罚决定。

（二）关于法律适用问题

关于本案的法律适用问题，卫生执法人员存在争议。一种观点认为，本案应以《生活饮用水卫生监督管理办法》作为行政处罚依据：《生活饮用水卫生监督管理办法》第六条"供水单位供应的饮用水必须符合国家生活饮用水卫生标准"。第二十六条"违反本办法规定，有下列情形之一的，县级以上地方人民政府卫生行政部门应当责令限期改进，并可处以20元以上5000元以下的罚款：供水单位供应的饮用水不符合国家生活饮用水卫生标准的。"

第二种观点认为，应以《中华人民共和国传染病防治法》作为行政处罚依据：《中华人民共和国传染病防治法》第二十九条第一款"用于传染病防治的消毒产品、饮用水供水单位供应的饮用水和涉及饮用水卫生安全的产品，应当符合国家卫生标准和卫生规范"。依据《中华人民共和国传染病防治法》第七十三条"违反本法规定，有下列情形之一，导致或者可能导致传染病传播、流行的，由县级以上人民政府卫生行政部门责令限期改正，没收违法所得，可以并处5万元以下的罚款：饮用水供水单位供应的饮用水不符合国家卫生标准和卫生规范的"。

由于饮用水样品中，总大肠菌群和耐热大肠菌群两项微生物指标不符合国家卫生标准，在肠道传染病流行季节，或有"导致或者可能导致传染病传播、流行"的后果，情节较严重，对此，认定以违反《中华人民共和国传染病防治法》第二十九条第一款的规定，依据《中华人民共和国传染病防治法》第七十三条的规定，对该单位作出行政处罚较为恰当。

（三）行政处罚自由裁量权的应用

按照《某省卫生行政处罚自裁量基准》规定：水质2项微生物指标不符合国家卫生标准的行为，属较重等级，执行标准为"责令限期改进，没收违法所得，并处2万元以上3万元以下罚款"的要求。鉴于该单位能够主动消除违法行为，及时采取一系列的整改措施，危害程度不大，符合减轻处罚情形，对此，给予当事人1万元的罚款。

八、某酒店自建供水水质污染案

【案情介绍】

2013 年 6 月 5 日，某市卫生监督所接到市食品安全委员会电话通知，2013 年 5 月 25 日 8 点 58 分，某酒店接待一起婚宴，参加婚宴就餐者约为 250 人，就餐时长约一小时。5 月 25 日 13 时开始，参加婚宴者中陆续有人发病，29 日就餐者通过电话投诉至省市食安办。市区两级药监部门及市疾控中心在处理某市某区某酒店 5 月 25 日发生的疑似食物中毒事件时，发现该酒店供水水质微生物指标超标，食安办要求市卫生监督所对该酒店供水设施进行调查。

接到通知后，某市卫生监督所立即组织卫生监督员赶赴现场对供水设施及卫生状况进行调查。现场发现该酒店主要生活饮用水水源有两种，分别为市政自来水直供及自建水源井通过二次加压方式（蓄水箱）供水。水源井为管井，井深约 30 多米，虽然有专用井房，但却位于废弃的锅炉房内，没有加盖密封，存在水质污染隐患。供水管线设施陈旧，锈迹斑斑。现场发现锅炉房内地面有刨开迹象，且地面有积水。经过询问酒店管理人员，其介绍说 4 月中旬左右曾经进行过供暖管线维修，更换了一段供暖管线。蓄水箱为去年新更换的铁皮水箱，没有做防腐处理，更换至今未经过清洗消毒。储水箱除供应该酒店厨房外，还供应同栋楼的某宾馆客房生活用水。通过对酒店负责人及客房工作人员询问，6 月 3 日酒店厨房员工中有 1 名出现过腹泻症状；该栋楼客房顾客曾经于 5 月 28 日及 6 月 2 日有 2 人反映肚子痛，拉肚子，但未就医。5 月 25 日至 6 月 4 日酒店停业前，也有不同时间的就餐顾客投诉反映出现腹痛、腹泻等症状。

通过现场检查，以及某市疾控中心 2013 年 5 月 29 日、6 月 2 日分两次对酒店厨房 10 份水样进行水质微生物指标检测（其中 7 份井水末梢水样微生物指标均超标）、对 10 份食（饮）具及食品检测结果（大肠菌群项目均阳性均超标），市卫生监督所 6 月 5 日现场检测、6 月 6 日检验机构水质应急细菌学指标检验结果，结合市疾控中心流行病学调查结果，卫生监督员判定污染途径可能在水箱进口管线或水箱水。立刻责成酒店方面刨开锅炉房内前段维修地面，发现暖气管道和饮用水管沟内存有许多污水和污泥，暖气管和给水管并行，其下方 30 厘米处有污水管，给水管和污水管都有裂缝存在。造成裂缝的主要原因是锈蚀加上维修供暖管线时不慎碰坏。据此，认定本案是一起因给水管线破裂导致污水进入给水管造成该酒店自建水井供水水质受污染，以食源性疾患为表现特征的感染性腹泻事故。某市卫生监督所当即对该酒店下达卫生监督意见书，责令其暂时停止供水。立即清除供水管道周围的污染源，修复上下水管线，对供水水箱及管线进行彻底的清洗消毒处理，同时停止使用自建水源井供应厨房用水，经过某市疾控中心水质化验合格后方可供水。并依据《传染病防治法》第二章第二十九条第一款、第二款、《生活饮用水卫生监督管理办法》第七条之规定，按照《传染病防治法》第七十三条第（一）项及《生活饮用水卫生监督管理办法》第二十六条第（三）项规定进行处罚，即违反饮用水水质卫生及卫生许可管理规定给予该当事人罚款人民币 3 万元的行政处罚。

【案件评析】

本案是一起由于餐饮单位自备水源未经批准与城镇供水系统连接、饮用水污染而导致餐饮单位就餐顾客健康受损的案件。由于酒店处理不及时，致使投诉人数很多，受到了省市食品安全监管部门的极大关注，社会反响很大。当地卫生监督机构在接到市食品安全委员会通知后迅速开展调查，按照介水传播疾病特征和规律，科学、准确、及时地查清了饮用水污染的原因，对责任单位进行了行政处罚。处罚适用法律法规正确，处罚适当，结案顺利，相关经验值得借鉴。

该酒店违法事实包括两部分，应分别裁量，合并处罚，违反许可证管理规定应处罚 20~5000 元；违反饮用水水质卫生管理规定应处罚 50000 元以下。考虑到该酒店能积极配合当地卫生行政部门查处违法行为，并立即整改。结合行政处罚应坚持以人为本、公平公正的原则，为体现责罚得当、公平公正原则，按照《中华人民共和国传染病防治法》第七十三条第（一）项及《生活饮用水卫生监督管理办法》第二十六条第（三）项规定进行处罚，即违反饮用水水质卫生及卫生许可管理规定处罚 30000 元。

【思考建议】

本案在调查处理过程中存在很多分歧，主要体现在以下几点：

1. 该酒店为节省市政自来水水费，未经当地卫生、建设行政部门批准私自将自备水井管线与城市供水系统连接，厨房操作间内市政自来水与井水通过转换阀门相混用。现场发现该水直接用于餐饮具、蔬菜等食品的洗涤和主副食加工，且餐饮具未经消毒处理等问题监管职责应如何划分？相关职责是否应该卫生行政部门承担？

2. 餐饮单位饮用水属于生活饮用水，应该符合生活饮用水卫生标准。食品安全监管部门应按照《食品安全法》要求，加强对餐饮单位生产加工用水的管理，并将餐饮单位饮用水供水情况及时向卫生监督部门通报。

3. 在餐饮单位出现疑似食物中毒事件时，在不能排除水污染的前提下，有关部门除通知食品监管和检验部门外，应第一时间通知卫生行政部门，以便掌握第一手资料，及时查找污染源。

4. 由于从事件发生（5月25日）至市疾控中心接到调查指令时（5月29日）已经过去4天时间，现场已经无法获取剩余食品和急性期生物标本。对2名用药后恢复期患者大便未检出致病菌。因此，无法对致病因子进行检定。某市疾控中心只是对参加5月25日婚宴人进行了流调，亦没有对其他时间段的上访投诉顾客及宾馆顾客和酒店工作人员进行流行病学调查核实，这是本案事实证据链的一个遗憾。

九、某投资有限公司提供虚假材料申请行政许可案

【案情介绍】

2013年3月14日，某区卫生局接到某一投资有限公司新建××路一号地块商业用房项目竣工验收申请，该局于2013年3月18日开具某卫建补字（2013）第000×××号补正申请材料通知书并告知申请人需补充提交涉水产品卫生许可批件复印件、水质检测报告复印件等材料。

申请人于2013年5月31日向该局提交了相关补正材料，其中提交的照片、产品购销合同等材料显示该建设项目使用的是某二供水设备有限公司生产的不锈钢水箱，涉水产品卫生许可批件复印件显示"产品名称：某二供水设备有限公司；申请单位：某二供水设备有限公司；批准文号：某卫水字（2011）第0106号；批准日期：二〇一一年十二月六日；批件有效期：至二〇一五年十二月五日；落款单位为某市卫生局，落款日期为二〇一一年十二月六日。"该份复印件上加盖有"某一投资有限公司"公章。该局办案人员通过卫生监督信息网查询显示，某卫水字（2011）第0106号的涉水产品卫生许可批件申请单位为某五不锈钢水箱制造有限公司，产品名称为××牌B型不锈钢饮用水水箱，有效期为2011-12-06至2015-12-05，与申请人提供的卫生许可批件复印件显示内容不符。根据以上线索，该局卫生监督员于2013年6月7日对某一投资有限公司新建××路一号地块商业用房项目进行现场卫生监督检查，检查时发现该建设项目B区楼顶不锈钢水箱铭牌显示生产商为某市某五不锈钢水箱制造有限公司。

经进一步调查核实，由某一投资有限公司投资，某三市政建筑工程有限公司承建的新建××路一号地块商业用房项目所使用的不锈钢水箱确由某二供水设备有限公司生产，并由某四给排水设备有限公司采购销售，该不锈钢水箱未取得卫生许可批件，某二供水设备有限公司伪造了该虚假批件并提供给某三给排水设备有限公司，再由其提供给某一投资有限公司申请办理行政许可。

根据以上违法事实与情节，该局对涉案的四个公司分别作出相应处理。

1. 某一投资有限公司提供虚假材料申请行政许可，违法事实清楚，证据确凿，其行为违反了《中华人民共和国行政许可法》第三十一条的规定，依据《中华人民共和国行政许可法》第七十八条的规定，给予该公司警告的行政处罚。同时，该局对该公司新建××路一号地块商业用房项目的行政许可申请作出不予受理的决定。鉴于《生活饮用水卫生监督管

理办法》中对违规使用无批准文件的涉及饮用水卫生安全的产品的单位和个人无相应罚则，且该公司在案件调查过程中能够积极主动配合调查，故要求该公司加强自身管理并责令其立即改正。

2. 某二供水设备有限公司生产无批准文件涉及饮用水卫生安全的产品情况，因其营业执照注册地不在该局管辖行政区域内，故该局将相关材料移送至其所属区域有管辖权的卫生行政机关处理。

3. 某三市政建筑工程有限公司作为该建设项目的施工单位违规使用无批准文件的涉及饮用水卫生安全产品一事，因无相应罚则而不予行政处罚，该局对该公司进行批评教育，要求该公司加强管理并责令其立即改正，在建设项目施工过程中严格按照卫生行政部门的规定使用有批准文件涉及饮用水卫生安全的产品。

4. 某四给排水设备有限公司销售无批准文件的涉及饮用水卫生安全的产品，并获得违法所得人民币壹拾万叁仟贰佰伍拾元整，该公司违法事实清楚，证据确凿，其行为违反了《生活饮用水卫生监督管理办法》第二十七条的规定，责令该公司立即改正，处以违法所得3倍以下的罚款，决定给予罚款人民币贰万捌仟圆整的行政处罚。

【案件评析】

本案为某局卫生监督员在办理行政许可过程中，发现申请人提供虚假材料的违法行为，并以此为突破口，理清相关公司之间错综复杂关系后查办的一起案中案。案件办理过程中，无论是调查取证还是法律适用与自由裁量都是合法合理合情的，综合分析该案存在以下几个特点。

1. 本案共涉及四个主体，包括项目投资方暨涉水产品使用方（某一投资有限公司）、涉水产品生产方（某二供水设备有限公司）、项目施工方暨涉水产品使用方（某三市政建筑工程有限公司）、涉水产品销售方（某四给排水设备有限公司），该局办案人员抓住虚假涉水产品卫生许可批件这条主线，将涉案的相关单位分别进行谈话询问，逐一突破。在完整的证据面前，当事人从内心也深刻认识到问题的严重性，并主动积极配合调查，承认违法事实，接受行政处罚。

2. 本案某一投资有限公司在建设项目施工过程中使用无批准文件的水箱，系直接关系公共安全和人身健康的事项，根据《中华人民共和国行政许可法》第七十八条规定，可以给予申请人警告同时一年内不得再次申请。但考虑到该公司及时更换水箱，积极整改的态度以及该建设项目对于地方经济和商业环境的促进和推动作用，故而仅给予申请人警告的行政处罚，充分体现了处罚与教育并重的执法理念。

3. 本案某一投资有限公司提供虚假材料申请行政许可的违法事实清楚，证据确凿，依据《中华人民共和国行政许可法》给予警告的行政处罚，该处罚案由是该区卫生行政部门首次使用。

【思考建议】

1. 本案是受理行政许可事项过程中发现的违法行为，某卫生局办案人员通过缜密的现场调查，以二次供水设施销售合同、水箱铭牌等证据为切入点，通过询问当事人、拍照等细致的取证，最终将该案办好办实。通过这个案例，为在行政许可过程中查处违法行为提供了经验，探讨了卫生行政许可、处罚衔接的监管模式。

2.《生活饮用水卫生监督管理办法》第二十七条的规定可处违法所得 3 倍以下但最高不超过 3 万，然而该案中某四给排水设备有限公司违法所得人民币超过 10 万，因其积极配合调查和整改，最终处罚 2.8 万，相对而言显得处罚力度不足，违法成本过低，因而建议修改相关条款，提高限额，更好地保障饮用水卫生安全，维护人民健康权益。

3. 本案对于无卫生许可批件的不锈钢水箱认定主要是通过购销合同、铭牌以及询问笔录等证据，如果能对不锈钢水箱本身材质进行送检分析，通过对水箱的主要部件铁、锌等金属含量的分析，由第三方出具的检测报告进一步判定其为无批准文件的水箱，那对于整个证据链就更加充实。这也是本案取证过程中的遗憾。

4. 本案中，办案人员考虑到对不锈钢水箱生产商的全面调查，而移交其所在地（根据行政处罚法等相关法律，违法行为发生地行政部门具有管辖权）的卫生行政部门查处，但由于对该公司生产地址等事实无法查实，最终由于证据不充分而使该生产商逃避了应有的行政处罚。因而提醒我们今后在工作中发现违法甚至犯罪等行为不在本辖区内发生或者不归本部门管辖的要依法及时移送有管辖权的行政机关或者司法机关，也可以及时提请更高一级的行政部门牵头成立专案组进行查处，从而提高工作效率，增强行政执法威慑力。

十、某公司生产经营未取得涉及
饮用水卫生安全产品卫生许可批件的涉水产品案

【案情介绍】

某市卫生局卫生监督所在对一居民小区二次供水的监督检查中发现该小区使用的二次供水不锈钢水箱不能提供涉及饮用水卫生安全产品卫生许可批件。2013年5月27日，卫生监督员对生产上述不锈钢水箱的甲公司进行现场监督检查。检查中发现该公司生产车间内存放有不锈钢水箱成品和半成品、不锈钢板材以及加工不锈钢水箱的设备（液压机一台、液压摆式剪板机一台、液压板料折弯机一台）。该公司不能出示其生产不锈钢水箱的涉及饮用水卫生安全产品卫生许可批件。经进一步查询省卫生厅网站核查涉水产品批件信息后初步认定该公司涉嫌生产无"涉及饮用水卫生安全产品卫生许可批件"的涉水产品。当日，某市卫生局正式立案调查。

立案后查明以下事实：①甲公司生产的不锈钢水箱未取得省级卫生行政部门颁发的涉水产品卫生许可批件；②甲公司于2012年4月9日和某置业有限公司签订了生活水箱采购及安装合同，合同金额为375250元，至案发时已全部安装到位。

某市卫生局认为甲公司的行为违反了《生活饮用水卫生监督管理办法》第十二条："生产涉及饮用水卫生安全的产品的单位和个人，必须按规定向政府卫生行政部门申请办理产品卫生许可批准文件，取得批准文件后，方可生产和销售。"的规定，依据《生活饮用水卫生监督管理办法》第二十七条："违反本办法规定，生产或者销售无卫生许可批准文件的涉及饮用水卫生安全的产品，县级以上地方人民政府卫生行政部门应当责令改进，并可处以违法所得3倍以下的罚款，但最高不超过30000元，或处以500元以上10000元以下的罚款。"予以甲公司罚款30000元的行政处罚，同时责令立即改正违法行为。当事人对处罚无异议，于2013年8月2日自觉履行了行政处罚，并于2013年10月28日领取了卫生许可批件，本案结案告终。

【案件评析】

1. 甲公司的行为违反了《生活饮用水卫生监督管理办法》第十二条"生产涉及饮用水卫生安全的产品的单位和个人，必须按规定向政府卫生行政部门申请办理产品卫生许可批准文件，取得批准文件后，方可生产和销售"的规定。案件违法事实清楚，证据确凿。在本案的调查过程中，卫生监督员首先查证了某小区使用的不锈钢水箱涉嫌无卫生许可批件，然后通过在开发商处调取的销售合同将证据固定。之后，再前往甲公司查处其未取得卫生许可批件生产涉水产品的违法行为显得准备充分、证据链完整，该公司也很快承认了其生产销售无批件产品的行为。如果没有前期对使用单位的调查取证工作，在甲公司即使查到生产不锈钢水箱，其不配合调查，不出示相关销售证据也很难认定甲公司生产的是涉水产品。所以，在未取得卫生许可批件生产涉水产品的案件查处中，往往需要先在使用单位进行取证固定，这样对整个案件的调查会起到事半功倍的作用。

2.《生活饮用水卫生监督管理办法》第二十七条规定：违反本办法规定，生产或者销售无卫生许可批准文件的涉及饮用水卫生安全产品的，县级以上地方人民政府卫生行政部门应当责令改进，并可处以违法所得 3 倍以下的罚款，但最高不超过 30000 元，或处以 500 元以上 10000 元以下的罚款。在涉水产品违法所得的认定上并没有明确的解释，是按销售收入还是利润收入。我们赞同按销售收入计算这一观点。首先，法律法规没有授权我们调查成本核算，其次，按利润收入处罚很难达到惩戒违法行为的目的。本案中甲公司与某置业公司签订的生活水箱采购合同金额为 375250 元，并且已履行。按照罚则，处以 3 倍以下的罚款，但最高不超过 30000 元。本案涉及 37 万余元的违法所得，显然超过了条款规定的处罚上限。故本案在裁量上按照最高值进行处罚。

3.《行政处罚法》第二十三条规定：行政机关实施行政处罚时，应当责令当事人改正或者限期改正违法行为。在涉水产品无批件的案件中，责令改正违法行为该用怎的方式实施值得商榷。本案中，如果对已经安装到位的无批件的不锈钢水箱进行拆除，势必会影响到上千户小区居民的饮水，在社会上会造成较为恶劣的后果。因此，我们在本案中要求甲公司一方面申请涉水产品批件，一方面对其不锈钢产品以及小区饮用水进行检测，待其领取涉水产品卫生许可批件及检测合格后视为整改到位。

【思考建议】

1. 2014 年 1 月 21 日晚央视焦点访谈栏目曝光了某镇多家 PE 管材生产厂家违法使用废料回料甚至是医疗废弃物加工管材管件。可见目前涉水产品市场混乱亟待整治。但我国的卫生法律法规中对涉水产品有罚则的仅《传染病防治法》和《生活饮用水卫生监督管理办法》。《传染病防治法》第七十三条"违法本法规定，有下列情形之一的，导致或者可能导致传染病传播、流行的，由县级以上卫生行政部门责令限期改正，没收违法所得，可以并处五万元以下的罚款……（二）涉及饮用水卫生安全的产品不符合国家卫生标准和卫生规范的；"此条款中对涉水产品不合格情况进行处罚必须有个先决条件：导致或者可能导致传染病传播、流行的，但是大部分涉水产品如本案涉及的不锈钢水箱、塑料管材管件等检测项目中没有微生物指标，就不能按此条款进行处罚。《生活饮用水卫生监督管理办法》中也仅规定了对无卫生许可批件的产品可以进行行政处罚，对其他违法行为如标签标识不符合要求、生产过程不符合要求等都没有相关罚则。卫生监督员在发现问题后只能要求整改，对违法行为没有威慑力。对于无批件的行为罚款上限仅为 3 万元，像此案中的涉案金额高达 37 万余元，仅处罚 3 万元对其的惩戒作用有限。只有违法成本远高于违法收益时企业才不愿冒险。因此，建议完善涉水产品法律法规，对违法行为和违法责任进一步明确，提高处罚力度，让违法生产者承担应有的责任。同时建议案件抄送建设行政部门，对建设单位实施相应的处罚，以真正落实相关法律规范要求。

2. 涉水产品生产者最终目的是要将产品销售出去，使用单位和经销商是其中重要一环。如房地产开发商在房屋开发中涉及管材管件、水箱、水质处理器等涉水产品，建材市场中有品种繁多的涉水产品供应，如果能对这些使用和销售单位进行培训，使他们能掌握涉水产品相关法律知识，在使用和销售中能要求生产厂家合法生产，提供卫生许可批件，那对于整个涉水产品行业发展是有积极作用的。

3. 《涉及饮用水卫生安全产品标签说明书管理规范》自 2013 年 10 月 1 日起施行。通过对涉及饮用水卫生安全产品标签和说明书内容的规范，能让涉及饮用水卫生安全产品生产和销售经营企业更好的规范自身生产经营行为，同时更好的保障广大消费者的切身权益。规范的内容涉及涉水产品标签和说明书的要求、不同种类涉水产品标签和说明书应该标注的内容和不得标注的内容、委托生产的标注要求、涉水产品主要技术参数的标注要求等内容。可以说规范可操作性较强，但在实际工作中部分卫生监督员会认为规范的要求太高，企业做不到。如管材类产品的标签要求标注：名称、产品卫生许可批准文号、生产企业信息、产品执行标准号、生产日期或生产批号、材质、规格、公称压力等内容。企业往往会认为这么多内容在生产时一次性打到管材上做不到。作为卫生监督人员这时不能放松要求，必须督促其严格按照规范内容进行标注。

十一、某公司供应不符合国家生活饮用水 卫生标准的饮用水案

【案情介绍】

2013 年 8 月 30 日×市卫生局卫生监督员和×市疾病预防控制中心采样人员在×市某水务有限责任公司工作人员陪同下对位于×市 H 办事处 WN 北村的供水管网水和 WN 北村住户家末梢水进行了监督采样。2013 年 9 月 17 日检测报告显示：WN 北村城市供水管网的水样菌落总数、浑浊度、硫酸盐、耗氧量指标均不符合《生活饮用水卫生标准》要求；WN 北村住户家末梢水水样的菌落总数、色度、浑浊度、铁、硫酸盐、耗氧量指标均不符合《生活饮用水卫生标准》要求。

经调查×市 H 办事处 WN 北村的供水管网为×市某水务有限责任公司铺设，WN 北村村委会自己铺设了取水管网从城市供水管网中取水使用。×市某水务有限责任公司认为城市供水管网水的浑浊度和住户家末梢水水样菌落总数、色度、浑浊度、铁不符合国家《生活饮用水卫生标准》要求的原因是 WN 北村村委会自己铺设的取水管网使用的是已经禁止使用的灰口铸铁管和镀锌钢管，这种管材极易受到腐蚀，加上 WN 北村的常住户不多，用水量少，自来水在村里自己铺设的取水管网中形成"死水"，造成住户家末梢水水样菌落总数、色度、浑浊度、铁不符合国家《生活饮用水卫生标准》要求；由于城市供水管网和村里自己铺设的管网之间的压力差，导致村里铺设的取水管网中被污染的自来水虹吸入城市供水管网，造成城市供水管网水的浑浊度不符合国家《生活饮用水卫生标准》要求。经×市卫生监督员现场调查走访，确认了×市某水务有限责任公司所说的事实，WN 北村自建的取水管网使用的管材为劣质的灰口铸铁管和镀锌钢管，这种管材已在 JS 省建设厅 2006 年《关于贯彻实施〈城市供水水质标准〉加强城市供水水质安全保障和督察工作的通知》文件中明确禁止使用。比对×市疾病预防控制中心出具的 WN 北村的城市供水管网水和住户家末梢水水样的检测报告，对于×市某水务有限责任公司对于城市供水管网水的浑浊度和住户家末梢水水样菌落总数、色度、浑浊度、铁不符合国家《生活饮用水卫生标准》要求的原因分析予以采信。×市某水务有限责任公司认为城市供水管网水样的菌落总数可能是×市疾病预防控制中心采样人员在采样过程中带入的，×市卫生局认为×市疾病预防控制中心是通过计量认证的检验检测机构，其工作人员采样过程中应该遵守相应的采样规范，对于采样人员采样不规范导致水样菌落总数超标这种说法不予采信。

　　×市某水务有限责任公司认为×市疾病预防控制中心出具的检测报告显示城市供水管网水样耗氧量为 4.00mg/L、住户家末梢水水样耗氧量为 3.28 mg/L 应判定为合格，并提供了×市城市供水水质检测中心出具的 8、9 月水源水检测报告，报告中显示 2013 年 8、9 月 7 个批次 14 个水源水样品的高锰酸钾指数均大于 6mg/L。根据国家《生活饮用水卫生标准》，水源水限制时，出厂水耗氧量应小于 5 mg/L，故×市卫生局判定×市 H 办事处 WN 北村城市供水管网水和住户家末梢水水样的耗氧量为合格。

　　×市某水务有限责任公司认为×市疾病预防控制中心出具的检测报告显示城市供水管网水样和居民住户家末梢水水样硫酸盐超标是因为水源水中硫酸盐超标所致，其提供的×市城市供水水质检测中心出具的 8、9 月水源水检测报告显示 8、9 月水源水硫酸盐含量一直维持在 200～230 mg/L，考虑到硫酸盐在水体中相当稳定，×市某水务有限责任公司采用自来水处理工艺为常规处理，无法降解水中的硫酸盐含量，×市某水务有限责任公司水处理工艺流程中也不会带入硫酸盐。

　　2013 年 10 月 30 日×市卫生局卫生监督员对×市某水务有限责任公司再次进行了询问调查，该公司承认 2013 年 5 月份接到居民投诉后发现 WN 北村的自来水存在被污染的可能，×市某水务有限责任公司采取了每当居民反映水质不好的时候就去排水的应急措施，并提供了 6、7、8、9 四个月相关的排水记录。《生活饮用水集中式供水单位卫生规范》第二十八条规定：集中式供水单位应针对取水、输水、净水、蓄水和配水等可能发生污染的环节，制订和落实防范措施，加强检查，严防污染事件发生。

　　×市卫生局认为×市某水务有限责任公司在意识到城市自来水管网存在被污染的可能时，未能采取有针对性、有效的防范措施，致使×市 H 办事处 WN 北村的城市供水管网水样的菌落总数不符合国家《生活饮用水卫生标准》要求，其行为违反了《生活饮用水卫生监督管理办法》第六条："供水单位供应的饮用水必须符合国家生活饮用水卫生标准。"的规定，依据《生活饮用水卫生监督管理办法》第二十六条第（四）项："违反本办法规定，有下列情形之一的，县级以上地方人民政府卫生行政部门应当责令限期改进，并可处以 20 元以上 5000 元以下的罚款：（四）供水单位供应的饮用水不符合国家规定的生活饮用水卫生标准的；"的规定，责令其立即改正违法行为，处以 3000 元的行政处罚。

【案件评析】

　　1. 本案类型新颖，数量较少，案例价值相对珍贵。在类型卫生行政行为中，生活饮用水卫生监督是一项十分繁重的日常性工作，正因如此，生活饮用水卫生行政处罚案件的数量是相对较少的，特别是跟医疗卫生行政处罚案件的数量来比就显得更少。正是从这个角度讲，本案的案例资源价值是很高的，同时也可以说本案在类型上是很新颖的，尽管卫生行政处罚案件本身并不追求类型新颖。

　　2. 专业细致的调查取证不仅良好地执行了行政处罚法的基本原则，而且良好的体现了卫生监督员的法律职业能力或一心为民服务的法律职业操守。

【思考建议】

1. 本案在办理时已查明饮用水不符合国家标准的原因，在于 WN 北村自建的取水管网使用的管材为劣质的灰口铸铁管和镀锌钢管，这种管材已在 JS 省建设厅 2006 年《关于贯彻实施〈城市供水水质标准〉加强城市供水水质安全保障和督察工作的通知》文件中明确禁止使用。根据《生活饮用水卫生监督管理办法》第八条："供水单位新建、改建、扩建的饮用水供水工程项目，应当符合卫生要求，选址和设计审查、竣工验收必须有建设、卫生行政部门参加。新建、改建、扩建的城市公共饮用水供水工程项目由建设行政主管部门负责组织、选址、设计、审计和竣工验收，卫生行政部门参加。"第二十八条："城市自来水供水企业和自建设施对外供水的企业，有下列行为之一的，由建设行政主管部门责令限期改进，并可处以违法所得 3 倍以下的罚款，但最高不超过 30000 元，没有违法所得的可处以 10000 元以下罚款。（一）新建、改建、扩建的饮用水供水工程项目未经建设行政部门设计审查和竣工验收而擅自投入使用的；"的规定，当事人的行为涉嫌违法，应当移送建设行政主管部门处理。

2. 根据《传染病防治法》第二十九条："用于传染病防治的消毒产品、饮用水供水单位供应的饮用水和涉及饮用水卫生安全的产品，应当符合国家卫生标准和卫生规范。"和第七十三条："违反本法规定，有下列情形之一，导致或者可能导致传染病传播、流行的，由县级以上人民政府卫生行政部门责令限期改正，没收违法所得，可以并处 5 万元以下的罚款；已取得许可证的，原发证部门可以依法暂扣或者吊销许可证；构成犯罪的，依法追究刑事责任：（一）饮用水供水单位供应的饮用水不符合国家卫生标准和卫生规范的；"的规定，当事人供应的饮用水不符合国家卫生标准，违反了《传染病防治法》二十九条的规定，卫生行政部门可以依据《传染病防治法》七十三条给予相应的行政处罚。鉴于法规竞合，本应从重处罚，但考虑到适用《传染病防治法》，前提在于"导致或者可能导致传染病传播、流行的"，尽管本案中菌落总数超标，但没有检测出致病菌，适用《生活饮用水卫生监督管理办法》实施行政处罚，符合法理。

十二、某公司生产销售无卫生许可批件的涉及饮用水卫生安全的产品案

【案情介绍】

2013 年 10 月 9 日某市卫生局执法人员，对位于某镇某路 108 号"某水处理设备有限公司"进行监督检查发现：该公司生产车间仓库入口处有外包装标注"某环保科技有限公司监制"、"某水处理设备有限公司制造"的"某不锈钢能量超滤制水机（KR168）"47 台，并标注有"卫水字（2010）第 0**2 号"批准文号，制水机外体标有"某能量超滤制水机"字样，包装盒内放有《某能量超滤制水机使用说明书》，现场拍摄照片 5 张。该公司存在涉嫌违反《生活饮用水卫生监督管理办法》的行为，某市卫生局于 2013 年 10 月 10 日予以立案。

立案后调查人员提取了国家涉及饮用水卫生安全产品卫生许可批件复印件、某能量超滤制水机使用说明书、某水处理设备有限公司销售相关票据等证据，并对法定代表人徐某进行了询问调查，最后确认该公司存在以下违法事实：生产销售无卫生许可批件的涉及饮用水卫生安全的产品［某不锈钢能量超滤制水机（KR168）］，违法所得 14965 元。

该公司的上述行为违反了《生活饮用水卫生监督管理办法》第十二条"生产涉及饮用水卫生安全的产品的单位和个人，必须按规定向政府卫生行政部门申请办理产品卫生许可批准文件，取得批准文件后，方可生产和销售。任何单位和个人不得生产、销售、使用无批准文件的前款产品"之规定，依据《生活饮用水卫生监督管理办法》第二十七条"违反本办法规定，生产或者销售无卫生许可批准文件的涉及饮用水卫生安全的产品的，县级以上地方人民政府卫生行政部门应当责令改进，并可处以违法所得 3 倍以下的罚款，但最高不超过 30000 元，或处以 500 元以上 10000 元以下的罚款"之规定，应当给予实施行政处罚。

鉴于查明该公司违法所得 14965 元，按照《某市卫生行政处罚自由裁量标准》第 5.3 关于"违法所得 3000~15000 元，裁量幅度 2 倍罚款"的规定，某市卫生局于 2013 年 11 月 26 日对某水处理设备有限公司依法作出：罚款人民币贰万玖仟玖佰叁拾圆整（￥29930.00 元）的行政处罚，并于当日送达。当事人于 2013 年 11 月 26 日自觉缴纳罚款，本案顺利结案。

【案件评析】

（一）违法事实清楚、主要证据确凿是本案得以顺利执行的根本

在本案处理中，证据采集有以下特点：①书证、物证、视听资料、当事人陈述和现场卫生监督笔录等第一手材料全面、客观、真实；②卫生行政执法机关作出的行政处罚决定的违法事实认定，均有相应的证据证明；③证据中记录的情况与案件事实关联客观存在，证据之间相互印证，环环相扣；④采取的证据合法：采用统一的卫生行政执法处罚文书，由 2 名执法人员提取并签名，均由当事人确认并签名；⑤对违法所得认定通过销售票据、物流单据及当事人询问调查相对应的方式进行固定。

（二）详尽的行政处罚自由裁量规范是本案的技术支撑

本案是某市卫生局对涉水产品生产企业实施的第一个行政处罚，当事人违法行为涉及的违法所得金额较高，案件办理难度极大。在办案过程中，某市卫生局执法人员认真引用了《生活饮用水卫生监督管理办法》的相关规定，对违法情况进行了认真调查，并根据违法情节给予相应行政处罚。同时在该案的行政处罚裁量过程中，详细全面的《某市卫生行政处罚自由裁量标准》又为执法人员提供了明确的方向，合理的处罚裁量保障该案顺利执行。

（三）人性化执法的约谈回访制度是办案必不可少的环节

本案的办理过程中，执法人员在调查处理时与该公司法定代表人进行了卫生监督执法约谈，就本案违法行为、违法后果、相关法律规定及如何提升管理等进行了深度沟通，及时有效地督促了当事人停止并改正了违法行为。通过约谈回访，既有利于案件的顺利执行，也为当事人提供技术和法律服务。

【思考建议】

本案执法人员按照《生活饮用水卫生监督管理办法》第二十七条对当事人实施罚款的行政处罚，当然无法对其无证生产的 47 台"某不锈钢能量超滤制水机（KR168）"进行没收处理。卫生部 2009 年曾批复：消毒产品属于"与人体健康和生命安全有关的产品"，适用《国务院关于加强食品等产品安全监督管理的特别规定》。那么，涉水产品是否属于"与人体健康和生命安全有关的产品"呢？如果涉水产品是属于"与人体健康和生命安全有关的产品"的，那么就可以按照《国务院关于加强食品等产品安全监督管理的特别规定》第三条第四款的规定："依法应当取得许可证照而未取得许可证照从事生产经营活动的，由农业、卫生、质检、商务、工商、药品等监督管理部门依据各自职责，没收违法所得、产品和用于违法生产的工具、设备、原材料等物品，货值金额不足 1 万元的，并处 10 万元罚款；货值金额 1 万元以上的，并处货值金额 10 倍以上 20 倍以下的罚款；构成非法经营罪的，依法追究刑事责任。"依法没收其无证生产的 47 台"某不锈钢能量超滤制水机（KR168）"。

十三、某高校卫生所超出诊疗范围开展执业活动案

【案情介绍】

2013 年 3 月 18 日，某市卫生局接举报，反映"某高校卫生所"存在医疗卫生安全问题。接到举报后卫生监督员到达现场，经检查发现该卫生所《医疗机构执业许可证》正本、副本登记诊疗科目为西医内科、预防保健科、心电诊断专业、中医内科。但在该卫生所一楼诊室的门上贴有"牙科"字样，室内有牙椅、空气压缩机、墙上贴有口腔诊疗项目价格表及标有姓名的使用后的一次性口腔托盘，卫生所仓库内存有使用后的一次性输液器。医生刘某未取得《医师资格证书》、《医师执业证书》，护士迟某未取得《护士资格证书》。二人均在该卫生所口腔科执业 3 个月。

某高校卫生所超出《医疗机构执业许可证》批准的诊疗科目开展诊疗活动的行为违反了《医疗机构管理条例》第二十七条的规定；使用后的一次性输液器未及时进行无害化处理的行为违反了《消毒管理办法》第六条第二款的规定；使用非卫生技术人员从事诊疗活动的行为违反了《医疗机构管理条例》第二十八条。某市卫生局依法对该高校卫生所作出合计罚款人民币壹万元整的行政处罚。

【案件评析】

1. 被处罚主体认定准确。《医疗机构管理条例实施细则》第二条明确规定，《医疗机构管理条例》及《医疗机构管理条例实施细则》所称医疗机构，是指经登记取得《医疗机构执业许可证》的机构。卫生监督员现场检查时，该机构出示了《医疗机构执业许可证》，是从事疾病诊断、治疗及保健的一家能独立行使权利、承担民事责任的单位。该案的违法主体为某高校卫生所，其认定准确。

2. "非卫生技术人员"的认定准确。《医疗机构管理条例实施细则》第八十八条对卫生技术人员含义做了明确规定：是指按照国家有关法律、法规和规章的规定取得卫生技术人员资格或者职称的人员。《中华人民共和国执业医师法》规定国家实行医师资格考试制度。也就是说，经国家统一考试取得《医师资格证书》，经注册合格取得《医师执业证书》后方可在医疗机构从事医疗执业活动。《护士执业注册管理办法》第二条规定护士执业注册取得《护士执业证书》后，方可按照注册的执业地点从事护理工作。未经执业注册取得《护士执业证书》者，不得从事诊疗技术规范规定的护理活动。

3. 本案经合议给予某高校门诊部警告、罚款人民币 1 万元的行政处罚。但是，对某高校门诊部口腔科非卫生技术人员行医没有按照《执业医师法》另案处理，存有遗憾。

其实该卫生所超出登记范围开展口腔科诊疗活动与使用非医师从事口腔诊疗活动属于牵连性违法行为，应择一重处。

另外，本案对无《护士资格证书》的迟某按照《医疗机构管理条例》使用非卫生技术人员处罚，属于法律适用不当，按照新法优于旧法、特别法优于一般法的原则，使用"无《护士资格证书》的迟某"应该按照《护士条例》进行行政处罚。

某高校门诊部口腔科非法执业 3 个月之久，应就其执业期间诊疗及收入情况进行调查，确定其违法行为及所造成的危害程度，对卫生行政处罚提供有力证据。

《消毒管理办法》第六条第二款规定医疗卫生机构使用的一次性医疗用品用后应当及时进行无害化处理。依据《消毒管理办法》第四十五条规定由县级以上地方卫生行政部门责令限期改正，可以处 5000 元以下的罚款。本案所涉及卫生所仓库内存有使用后的一次性输液器未及时进行无害化处理，总重量近 2 千克，给予 3000 元的处罚较为适当。

【思考建议】

卫生技术人员的"执业资格"的概念与界定？

执业资格是指专业技术人员依法开展或从事某些专业技术工作所需的学识、技术和能力的必备标准，具有法律效力。

《医疗机构管理条例实施细则》第八十八条第四款规定："卫生技术人员：是指按照国家有关法律、法规和规章的规定取得卫生技术人员资格或者职称的人员。"

1. 医师执业资格。《中华人民共和国执业医师法》第八条规定："国家实行医师考试制度。医师资格考试分为执业医师资格考试和执业助理医师资格考试"。第十三条规定："国家实行医师注册制度。取得医师资格的，可以向所在地县级以上人民政府卫生行政部门申请注册"。第十四条规定："医师经注册后，可以在医疗、预防、保健机构中按照注册的执业地点、执业类别、执业范围执业，从事相应的医疗、预防、保健业务。未经医师注册取得执业证书，不得从事医师执业活动。"

依照上位法优于下位法的原则。医师执业资格应当按照《中华人民共和国执业医师法》的要求予以认定：依法取得执业医师资格或执业助理医师资格，经注册取得执业证书。即同时具备"医师资格证书"和"医师执业证书"的人员方可认定为医师。

2. 护士执业资格。《护士条例》第二条规定："本条例所称护士，是指经执业注册取得护士执业证书，依照本条例规定从事护理活动，履行保护生命、减轻痛苦、增进健康职责的卫生技术人员。"

护士执业资格应当按照《护士条例》的要求予以认定：只有经执业注册取得护士执业证书才具备护士执业资格。

3. 医学检验人员。《关于医师执业注册中执业范围的暂行规定》：临床类别10、医学检验、病理专业；

《医疗机构临床实验室管理办法》第十二条规定："医疗机构临床实验室专业技术人员应当具有相应的专业学历，并取得相应专业技术职务任职资格。二级以上医疗机构临床实验室负责人应当经过省级以上卫生行政部门组织的相关培训。"

结合《医疗机构管理条例实施细则》和上述规章规定，临床检验人员的"执业资格"适用"资格"与"职称"选择认定原则，即无论是取得"执业医师（医学检验）"或者取得"临床检验职称"均视为具有合法"执业资格"。

4. 药学人员。《执业药师资格制度暂行规定》（1999 年 4 月 1 日人事部、原国家药品监督管理局人发〔1999〕34 号发布）第三条规定："执业药师是指经全国统一考试合格，取得《执业药师资格证书》并经注册登记，在药品生产、经营、使用单位中执业的药学技术人员。"

《中华人民共和国药品管理法》第二十二条规定："医疗机构必须配备依法经过资格认定的药学技术人员。非药学技术人员不得直接从事药剂技术工作。"

《处方管理办法》第六十一条规定："本办法所称药学专业技术人员，是指按照卫生部《卫生技术人员职务试行条例》规定，取得药学专业技术职务任职资格人员，包括主任药师、副主任药师、主管药师、药师、药士"。第二十九条规定："取得药学专业技术职务任职资格的人员方可从事处方调剂工作"。第四十九条规定："未取得药学专业技术职务任职资格的人员不得从事处方调剂工作。"

结合《医疗机构管理条例实施细则》和上述法规规定，药学专业技术人员的"执业资格"仍适用"资格"与"职称"选择认定原则，即无论是取得"执业药师"或者取得"药学专业职称"均视为具有合法"执业资格"。

十四、某大学未取得卫生许可证擅自供应
管道直饮水案

【案情介绍】

2013 年 6 月 27 日 16 时 00 分，某市卫生局卫生监督员在该市天元区 XX 路 88 号某大学进行日常卫生监督检查发现：在综合教学楼一楼设有直饮水机房，该机房向综合教学楼内的教职员工和学生提供直饮水，抽查了此楼内×、××号教室均设有直饮水终端饮水装置。直饮水机房面积 24 平方米，在其内设有一套康之源牌 kzy-500 型反渗透水处理设备、洗手盆一个、换气扇一台、紫外线杀菌灯一盏。对供水现场分别拍照，共 4 张。学校现场提供了这套直饮水水质处理设备、管道及饮水终端卫生许可批件。此机房是 2013 年 5 月设置安装供水的，但未办理管道直饮水卫生许可证，也无水质消毒记录和水质检测报告。某市卫生局 2013 年 6 月 28 日予以立案。

根据现场收集的证据：现场笔录、对供水现场的拍照、某大学组织机构代码证复印件、某大学法定代表人王某的身份证复印件、对该大学后勤处负责人何某的询问笔录等，再通过对学校综合教学楼三楼教研室老师李某、201204 班学生肖某以及供水人员刘某关于饮水情况的询问，并制作了询问笔录，进一步证实了该大学未办理卫生许可证擅自设置安装直饮水机并向综合教学楼内的教职员工、学生供水的事实。同时查证供水人员刘某持有效体检合格证和卫生知识培训合格证上岗。

制水设施运转是否正常，直接影响供水水质，如果水质不能保证，对教职员工和学生可能造成危害后果。因此，某大学未取得有效卫生许可证而擅自向学生供水的行为属于严重违法行为，违反了《生活饮用水卫生监督管理办法》第四条："国家对供水单位和涉及饮用水卫生安全的产品实行卫生许可制度。"的规定。2013 年 7 月 3 日经某市卫生局合议委员会合议决定，依据《生活饮用水卫生监督管理办法》第二十六条："违反本办法规定，有下列情形之一的，县级以上地方人民政府卫生行政部门应当责令限期改进，并可处以 20 元以上 5000 元以下的罚款：（三）供水单位未取得卫生许可证而擅自供水的；"的规定，责令该大学在 30 日内改正违法行为，并给予罚款人民币 3000 元的行政处罚。下达《行政处罚事先告知书》。

某大学承认了违法事实，在规定时限内放弃了陈述和申辩。某市卫生局于 2013 年 7 月 18 日将《行政处罚决定书》送达到某大学后勤处。某市卫生局卫生监督员于 7 月 25 日到

该大学对供水情况进行核查，该大学已经办理了卫生许可证并履行了行政处罚决定。于7月28日结案。

【案件评析】

1. 主体认定。该大学的组织机构代码证证实了其具有独立法人资格，本案的被处罚主体就是某大学。

2. 违法事实认定。某大学未办理卫生许可证擅自为教职员工和学生提供管道直饮水的行为。

3. 证据确凿。从管道直饮水设置现场笔录、照片、管道直饮水管理人员以及饮用水使用者的询问笔录均证实了该大学未办理卫生许可证擅自为教职员工和学生提供管道直饮水的事实。（调查取证：①现场检查笔录1份，2013年6月27日；②询问笔录4份，2013年6月27日，对该大学后勤处负责人何某的询问笔录1份。2013年6月28日对该大学综合教学楼三楼教研室李某、201204班学生肖某以及供水人员刘某制作了询问笔录各一份；③组织机构代码复印件；④现场照片4张。）

4. 争议要点。本案争议的要点是管道直饮水是否属于《生活饮用水卫生监督管理办法》调整范围。《卫生部关于分质供水卫生许可证发放问题的批复》明确：分质供水是集中供水的一种形式，应当属于供水单位卫生许可范围。根据以上批复，管道分质供水应当依法取得供水单位卫生许可证后方可供水，同时依法履行供水安全的相关法律责任。据此本案依据《生活饮用水卫生监督管理办法》处理，法律适用正确。

5. 适用法律正确。某大学未办理卫生许可证擅自为教职员工和学生提供管道直饮水的行为，违反了《生活饮用水卫生监督管理办法》第四条（国家对供水单位和涉及饮用水卫生安全的产品实行卫生许可制度）的规定，依据《生活饮用水卫生监督管理办法》第二十六条第一款第（三）项"违反本办法规定，有下列情形之一的，县级以上地方人民政府卫生行政部门应当责令限期改进，并可处以20元以上5000元以下的罚款，第（三）项供水单位未取得卫生许可证而擅自供水"的规定给予行政处罚。

6. 裁量公正。合议裁量时，除了依据《生活饮用水卫生监督管理办法》第二十六条第一款第（三）项外，还参照了《某省卫生行政处罚裁量权基准（试行）》第十二节"《生活饮用水卫生监督管理办法》行政处罚裁量权基准之二的第二十六条的行政处罚裁量权基准第一款第（三）项处罚基准：由县级以上地方人民政府卫生行政部门责令限期改正，处3000元以上5000元以下罚款。"的规定，对该大学给予本项最低限额度3000元的行政处罚，此行政处罚公正，适当。

7. 程序合法。本案发现违法事实及时立案，依照行政处罚的程序和时限办理此案。该大学具有法人资格，因此，本案对该大学给予的3000元行政处罚，不属于听证范畴，某市卫生局卫生监督员在进行案件调查办理时，按照行政处罚一般程序，书面告知了当事人有申请回避、陈述、申辩的权利。当事人放弃了陈述和申辩。在送达《行政处罚决定书》之时，书面告知了如不服行政处罚决定，可至收到《行政处罚决定书》之日起 60 日内，依法申请行政复议，也可在 3 个月内依法提起行政诉讼。该案程序合法。

本案案情较简单，违法事实、性质与情节认定清楚，表述准确。在案件的处理过程中主要证据具有真实性、关联性和合法性，实施行政处罚有明确有效的法律依据，行政处罚种类和幅度符合法律、法规、规章以及规范行政处罚自由裁量权基准的规定。

十五、某餐具消毒服务机构消毒工艺流程
不符合卫生要求案

【案情介绍】

2013 年 6 月 27 日，某区卫生局按规定对辖区辛丰镇某村由潘某某经营的餐具清洗服务部进行了卫生监督抽检，采集集中消毒后餐饮具样品 10 份，并委托该区疾控中心依据《食（饮）具消毒卫生标准》（GB14934-94）进行检测和评价。2013 年 7 月 8 日，区疾控中心出具的（餐）检字第 2013032 号质量检测报告书显示，10 份餐饮具样品中，茶盅 2 检出大肠菌群，抽检结果不符合《食（饮）具消毒卫生标准》（GB14934-94）之要求。2013 年 7 月 9 日，依据监督抽检结果，执法人员依法对潘某某经营的餐具清洗服务部进行现场监督检查，经检查发现，该餐具清洗服务部未按清洗消毒工艺流程设置待消毒物品存放区、回收粗洗区，鉴于当事人的行为违反了《消毒管理办法》第三十六条第（二）项"其消毒与灭菌工艺流程和工作环境必须符合卫生要求"的规定，且具有消毒后的物品（餐饮具）未达到卫生标准和要求的情形，因此，执法人员经报领导批准予以立案。经调查取证，7 月 31 日卫生行政部门下达《行政处罚事先告知书》，由于潘某某放弃陈述和申辩，于陈述和申辩期限到后正式下达《行政处罚决定书》，对当事人潘某某作出罚款 2000 元的行政处罚，该行政相对人自觉履行，8 月 16 日正式结案。

【案件评析】

1. 关于违法主体方面。本案当事人为个体工商户，其营业执照上登记有字号，这就涉及违法主体的认定是以营业执照上登记的字号为行政处罚相对人还是以营业执照上登记的业主为行政处罚相对人？《行政处罚法》等行政法律法规对此并无明确规定。《最高人民法院关于执行〈行政诉讼法〉若干问题的解释》第九十七条规定"人民法院审理行政案件，除依照行政诉讼法和本解释外，可以参照民事诉讼的有关规定"，而《最高人民法院关于贯彻执行〈中华人民共和国民法通则〉若干问题的意见（试行）》41 条规定："起字号的个体工商户，在民事诉讼中，应以营业执照登记的户主（业主）为诉讼当事人，在诉讼文书中注明系某字号的户主"，故个体工商户的资格认定可以参照民事诉讼规定，是以业主为行政处罚相对人。因此，执法人员以本案当事人潘某某为行政处罚相对人，将个体工商户的字号名称和当事人姓名均列在处罚决定书上，先写当事人姓名，随后标明其系个体工商户

字号的负责人，即潘某某（某某字号经营者）。

2. 关于证据收集方面。本案仅靠《产品样品采样记录》、疾控部门《质量检测报告书》，证据较为单薄。因此，执法人员对潘某某经营的餐具清洗服务部进行现场检查，补充相关证据，①违法主体证据，个体工商户营业执照、经营者身份证复印件等；②对当事人经营的消毒服务机构现场调查的证据：现场笔录、询问笔录等。由此形成较为完整的证据链，证据较为确凿。建议今后监督检查时就应考虑到检测结果不合格的行政处罚问题，及时收集相关证据，以提高执法效率。

3. 关于法律适用方面的问题。由于《消毒管理办法》存在缺陷，未设定义务性规范，即未设定"消毒后物品必须符合卫生标准和要求"的相关规定，这给卫生部门执法带来很大困难，在填写立案报告、处罚决定书等文书时，如何填写违反条款？执法人员考虑了二种违反条款：①违反了《餐饮具集中消毒单位卫生监督规范（试行）》第五条、第六条的规定；②违反了《消毒管理办法》第四十八条的规定。这两种违反条款都存在缺陷，经过集体讨论，基于现场检查发现的该餐具清洗服务部未按清洗消毒工艺流程设置待消毒物品存放区、回收粗洗区的事实，执法人员选择了第三种违反条款，违反了《消毒管理办法》第三十六条第（二）项的规定，即"其消毒与灭菌工艺流程和工作环境必须符合卫生要求"的规定。而相应的罚则，则可依据《消毒管理办法》第四十八条规定，消毒服务机构违反本办法规定，有下列情形之一的，由县级以上卫生行政部门责令其限期改正，可以处5000元以下的罚款；造成感染性疾病发生的，可以处5000元以上20000元以下的罚款：（一）消毒后的物品未达到卫生标准和要求的。从该罚则的规定不难看出，前提是消毒服务机构必须违反本办法规定，并有消毒后的物品未达到卫生标准和要求的情形。虽然法律法规有缺陷，执法人员基于以上违反条款和罚则还是能对当事人潘某某作出行政处罚。

【思考建议】

1. 本案需要注意的其他问题。《消毒管理办法》仅可对涉及消毒后餐饮具抽检不合格的情形进行处罚，对其他违法行为均无罚则，而且对于检测不合格的餐饮具无法进行行政控制，因此，卫生部门对于问题餐具无法做出处理，而问题餐饮具若流入到市场，可能已经危害了消费者的身体健康。建议执法人员充分利用现场快速检测技术，以便尽快发现问题产品，并送实验室检测，实验室检测结果不合格的应及时通报食药监部门，由其加强市场环节的监管。

2. 目前餐饮具集中消毒单位监管法律法规存在缺陷，给卫生部门执法带来很大困难和不便，期望有关部门尽快修订《消毒管理办法》，以切实加强餐饮具集中消毒单位的监管，从而保障广大群众身体健康。

3. 本案适用《消毒管理办法》三十六条第（二）项和四十八条第（一）项予以处罚。《消毒管理办法》三十六条强调"消毒服务机构应当符合以下要求"；四十八条第（一）项则是对"消毒后的物品未达到卫生标准和要求的"处罚依据，两者之间没有对应关系。消毒服务机构生产的产品（包括消毒餐具），其目的在于销售出去后供消费者使用的，那么消毒服务机构应当遵守《消毒管理办法》第三十四条："禁止生产经营下列消毒产品：（二）产品卫生质量不符合要求的。"法定义务，若违背此项义务，卫生行政部门可按照《消毒管理办法》第四十八条（一）"消毒后的物品未达到卫生标准和要求的。"规定，依法实施行政处罚。

此外，也可直接用《消毒管理办法》48 条，这个《餐饮具集中消毒单位卫生监督规范（试行）》有明确规定，消毒后的餐饮具不符合卫生标准的按《消毒管理办法》48 条处罚。至于非要找个义务条款，其实第 48 条就涵盖了义务条款和处罚条款，直接写违反了 48 条，依据该条进行处罚。

十六、某餐具集中消毒公司消毒后的餐饮具
不符合国家卫生标准案

【案情介绍】

2013年10月10日上午，××市卫生监督局卫生监督员与××市疾病预防控制中心人员一起对海南金××餐具消毒有限公司生产的集中消毒餐饮具实行卫生监督抽检，共采样品12份，，检测项目为"大肠菌群"。2013年12月4日市疾病预防控制中心报送的检验报告（编号：HK201303559）显示：所采的4份样品（T20130129、T20130130、T20130134、T20130138）大肠菌群（纸片法）阳性，不符合国家《食（饮）具消毒卫生标准》（GB14934-1994）要求。经立案审理，认定该单位违反了《餐饮具集中消毒单位卫生监督规范》第四条第（六）项的规定，按照《餐饮具集中消毒单位卫生监督规范》第六条要求并依据《消毒管理办法》第四十八条第（一）项规定，责令其限期改正，罚款人民币壹仟元整；同时通报同级食品药品监管部门。

【思考建议】

本案该单位消毒后的餐饮具未达到国家卫生标准和要求，如何适用相关法规、规章中的相关条款。餐饮具集中消毒单位作为新兴的行业，应当属于《消毒管理办法》界定的消毒服务机构，2010年5月，原卫生部办公厅印发了《餐饮具集中消毒单位卫生监督规范》，对此类单位的卫生监督管理、卫生监督抽检、违法行为的处理等进行了规定，其中第六条规定：对餐饮具检测不合格的餐饮具集中消毒单位，县级以上地方卫生行政部门应当直接依据《消毒管理办法》第四十八条的规定进行处罚，并通报当地食品药品监管部门。在此类案件的具体实施过程中，应当注意从以下两个方面予以考虑：

1.《消毒管理办法》第四十八条的适用条件。《消毒管理办法》第四十八条第（一）项规定"消毒服务机构违反本办法规定，有下列情形之一的，由县级以上卫生行政部门责令其限期改正，可以处5000元以下的罚款；造成感染性疾病发生的，可以处5000元以上20000元以下的罚款：（一）消毒后的物品未达到卫生标准和要求的"。从该条规定来看，该条对违法事实处罚的设定模式为"行为+结果"，即处罚的适用，不仅要有违法行为，还要有设定结果的出现。具体来说该项规则的适用应满足两个条件：一是消毒服务机构存在违反《消毒管理办法》的行为，二是出现消毒后的物品未达到卫生标准和要求的后果。故

本案仅认定消毒后餐饮具不符合卫生标准这一违法事实，适用《消毒管理办法》第四十八条有失偏颇，应当补充调查当事人有违反《消毒管理办法》行为的相关证据。

2. 案例中，引用了《餐饮具集中消毒单位卫生监督规范（试行）》第四条第（六）项、第六条的规定，据以适用《消毒管理办法》第四十八条。但依据该《规范》精神，违背第四条第（六）项的后果是"卫生监督检查结论为不合格"；第六条"对餐饮具检测不合格的餐饮具集中消毒单位，县级以上地方卫生行政部门应当依据《消毒管理办法》第四十八条的规定进行处罚，并通报当地食品药品监管部门。"

十七、某单位生产的消毒产品标签标识
不符合有关规定案

【案情介绍】

2013 年 7 月 31 日，某区卫生局卫生监督局接到某市卫生局卫生监督局转来外省卫生监督所《关于请协查不合格消毒产品的函》（以下简称《函》），要求予以协查并及时反馈结果。《函》附件 1《2013 年消毒产品国家卫生监督抽检不合格产品名单（妇女经期卫生用品）》判定某负离子夜用卫生巾（棉柔）（台湾某公司生产，夜用 4 片/包，有效期：2015/02/15，保存期限：3 年）最小销售包装标签说明书不合格，不合格原因为：①产品名称不符合要求；②未按要求标注生产日期和有效期/生产批号和限期使用日期；③未标注邮编；④原料未按要求标注。该产品由某公司在中国大陆独家总代理。

8 月 2 日，某区卫生局卫生监督局执法人员对该公司进行了检查，在产品库房发现：①某负离子夜用卫生巾（棉柔）（夜用，有效期：2016/01/02）；②某负离子加长夜用卫生巾（棉柔）（加长夜用，有效期：2015/02/15）；③某负离子日用卫生巾（棉柔）（日用，有效期：2016/01/02）。上述 3 个单品均由台湾某公司生产，规格均是 4 片/包，保存期限均为 3 年。将上述 3 个单品包装标识与《函》附件 2《不合格产品标签（含说明书）（复印件）》要求协查的单品（夜用）包装标识样本（复印件）进行了核对，发现除 EXP 不同外，包装其他标识完全相同。

经核实，本案 3 个单品最小销售包装均未标注生产日期（或生产批号）和邮编，违反了《消毒管理办法》第三十三条第一款、《消毒产品标签说明书管理规范》第十三条第（三）项第（六）项规定，区卫生监督局依据《消毒管理办法》第四十七条，对该公司作出：责令其 30 日内完成整改，并罚款人民币 2000 元的行政处罚。该公司对行政处罚无异议，自愿放弃陈述与申辩，缴纳了罚款，并在规定的时间内完成了整改，本案顺利结案。区卫生局卫生监督局及时将协查结果反馈市卫生局卫生监督局。

【案件评析】

1.《消毒产品标签说明书管理规范》第十三条规定，卫生用品最小销售包装标签应标注以下内容：（一）产品名称；（二）主要原料名称；（三）生产企业（名称、地址、联系电话、邮政编码）；（四）生产企业卫生许可证号（进口产品除外）；（五）原产国或地区名称（国产产品除外）；（六）生产日期和有效期（保质期）/生产批号和限期使用日期；（七）消毒级产品应标注"消毒级"字样；（八）卫生湿巾还应标注杀菌有效成分及其含量、使用方法、使用范围和注意事项。"《消毒管理办法》第三十三条规定，消毒产品的命名、标签（含说明书）应当符合卫生部有关规定，违反规定的根据第四十七条予以处罚。《行政处罚法》规定行政处罚依据为法律、法规及规章，《消毒产品标签说明书管理规范》为卫生部2006年印发的规范性文件，不属于行政处罚法律依据，而是依据《消毒管理办法》规定，当事人的行为不符合《消毒产品标签说明书管理规范》要求而依法实施的行政处罚。本案合议时，未将3个单品的产品名称和成分（主要原料名称）判为不合格，是因为本案存在不常有的两个层面的问题，一是专利产品（CN101721737A）和专利方法（CN101670127）同时被应用于妇女经期卫生用品中，二是产品不同生产标准（GB/T8939-2008和CNS9324，P2063）存在较大的差异。

2. 协查工作机制显示两地卫生监督机构认真负责的工作精神。根据《消毒管理办法》规定，违法主体为消毒产品生产经营单位，某省卫生监督所将消毒产品卫生抽检结果以协查函方式通报当地协查，体现了认真负责的工作精神，某市区两级卫生监督局能够认真对协查函内容进行核实，并依法予以查处，也体现了卫生监督机构高度负责的工作态度。

【思考建议】

本案是一起较特殊较典型的最小销售包装标识不合格消毒产品跨省协查案件。从以往查处消毒产品包装标识不合格案件的经验看，大多数案件的案情并不十分复杂，特别是涉及妇女经期卫生用品的案件，相对来说案情较为简单。但本案案情出现了通常不常有的两个层面的问题，一是专利产品和专利方法同时被应用于妇女经期卫生用品中，二是产品不同生产标准存在着较大的差异，因而使得案情变得较为复杂。由这两个层面问题所引发出的跟案情直接或间接有关的情况，对产品最小销售包装标识合格与否的判定产生了一定影响。

随着社会和科技的不断进步，今后，或许还会遇到此类的问题，这无疑会给卫生监督执法带来一些困扰和挑战。

1. 对于专利产品《一种具诱生负离子抗菌保健护肤复合功能的芯片》（CN101721737A）和专利方法《一种具有防伪功能的波浪形彩色负离子卫生巾及制作方法》（CN101670127）同时被应用于妇女经期卫生用品后，我们应站在一个新的角度来看待产品名称的变化。生产企业台湾某公司将负离子芯片应用于本案3个单品中，是基于专利产品CN101721737A《发明专利申请》摘要"可应用于卫生巾、护垫、纸尿裤等日用品上"和专利方法CN101670127《发明专利申请公布说明书》摘要"负离子卫生巾及制作方法"，此种推广应用受到《中华人民共和国专利法》保护。

本案单品（夜用）中的负离子芯片是由 12.7×2.7cm 碧绿色无纺布制成，显然，它已成为卫生巾产品构造（原料组成）中的一部分。显而易见，生产企业和产品总代理商将负离子术语用于产品名称中，作为产品名称通用名的组成部分，这表明负离子芯片已被视为产品主要原料或主要功效成分或产品功能。所以，××负离子夜用卫生巾（棉柔）等 3 个单品的产品名称应该是符合《健康相关产品命名规定》的。

对本案 3 个单品的产品名称及产品主要原料名称的审查，是依据《消毒管理办法》、《消毒产品标签说明书管理规范》、《健康相关产品命名规定》、《卫生部关于实施〈消毒产品标签说明书管理规范〉有关问题的通知》（卫监督发［2006］29 号）附件《部分卫生用品主要原料名称标注要求》进行的，未发现产品名称中存在有禁止标注的内容或使用明示或暗示治疗作用和效果的文字，亦未发现产品主要原料名称中含有禁止添加的成分（物质）。此外，在产品最小销售包装其他地方也未发现存在有禁止标注的内容或使用明示或暗示治疗作用和效果的文字。

2. 对于 GB/T8939-2008《卫生巾（含卫生护垫）》和 CNS9324，P2063《卫生棉》两个标准存在的较大差异，我们对产品包装标识的变化也应有一种新的认识

GB/T8939-2008 和 CNS9324，P2063 均为产品生产标准，前者为国家标准，后者系台湾地区标准。从法律效力方面看，前者已由强制性国标改为了推荐性国标，而后者则无具体的明文规定；从适用范围方面看，前者含卫生护垫，并对产品销售标志及包装有要求，而后者则规定不适用于护垫，对产品包装标识也没有具体的明文规定；从产品构造（原料组成）方面看，前者主要分为三部分；面层、内吸收层、防渗底膜，而后者亦分为三部分：表面材料、吸收体、防漏体。这两个标准在其他诸多方面也存在着较大的差异，这种差异主要是由不同背景下的语境差异和不同生产模式造成的。

这种差异在本案 3 个单品最小销售包装上也有所体现，比如，成分（主要原料名称）一栏中均标注的是：亲水无纺布、高分子聚合体、PE 防漏膜、背胶。而《部分卫生用品主要原料名称标注要求》对卫生巾的标注要求是：（一）绒毛浆/纸浆/干法纸（或称无尘纸）；（二）非织造布（或称无纺布）/PE 打孔膜；（三）PE 膜。

从法律层面上说，《消毒管理办法》、《消毒产品标签说明书管理规范》、《健康相关产品命名规定》及卫监督发［2006］29 号文，属于部门规章或行政性（专业指导）文件，显然具有或带有强制性效力。但本案 3 个单品是台湾某公司依据 CNS9324，P2063 生产的，其产品产地亦在台湾，因此，由不同背景下的语境差异和生产模式不同造成 3 个单品最小销售包装标识［成分（主要原料名称）］有所不同，留下台湾地区卫生巾文化的痕迹，是不难理解的。

本案将 3 个单品的成分（主要原料名称）标识视为合格，主要是基于：产品构造原料均为卫生巾通常使用的原料，仅专业术语语境不同而已。

此外在以往的监督检查中，也发现过国内少数妇女经期卫生用品在产品最小销售包装

标识上，采用了跟规范要求略有不同的标注方法。比如，将绒毛浆标注为里层-绒毛浆、无纺布标注为表层-无纺布、PE 膜标注为外层-PE 膜。这种标注方法或许显得更为清晰明确，应该有可取之处。还有少数妇女经期卫生用品在产品最小销售包装上标注高分子吸水纸、离型纸等情况的，这或许是卫生巾生产行业对卫生巾有关原料的其他别称，或者跟卫生巾生产原料的更新换代所带来的变化有关。

十八、某医院有限公司胃镜消毒未执行国家规范案

【案情介绍】

2013 年 6 月 20 日，某区卫生局监督员在对某医院进行监督检查时，发现该医院一楼内镜室胃镜清洗消毒与诊疗工作未分开，二者共处一室。现场未见到酶洗液；未见到每日诊疗工作开始前，对当日拟使用的胃镜进行再次消毒的消毒记录；未见到胃镜生物学监测记录；未见到与胃镜消毒清洗有关的患者姓名、清洗时间、消毒时间、操作人员姓名等登记记录。卫生监督员询问该医院医务科科长张某得知，该医院于 5 月初开始的胃镜检查，使用率不高，每周不到 1 例。卫生监督员采集了该院《医疗机构执业许可证》、《组织机构代码证》和《企业法人营业执照》的复印件，及法定代表人身份证复印件，委托书，被委托人身份证复印件。该医院未执行《内镜清洗消毒技术操作规范》第七条、第十三条、第十五条、第十六条、第二十八条等相关规定，违反了《消毒管理办法》第四条"医疗卫生机构应当建立消毒管理组织，制定消毒管理制度，执行国家有关规范、标准和规定，定期开展消毒与灭菌效果检测工作。"依据《消毒管理办法》第四十五条"医疗卫生机构违反本办法第四、五、六、七、八、九条规定的，由县级以上地方卫生行政部门责令限期改正，可以处 5000 元以下罚款；造成感染性疾病暴发的，可以处 5000 元以上 20000 元以下罚款。"的规定，对该医院予以罚款 2000 元的行政处罚。

【案件评析】

本案为一起医疗机构违反《传染病防治法》、《消毒管理办法》的有关规定，未对医疗器械按照相关标准规范进行消毒的案件。该案件案由比较新颖，对深入落实传染病防治监督工作具有一定的参考意义。但是，在案件查办过程中的几个问题值得讨论。

1. 关于本案的法律适用。本案卫生行政机关根据违法医疗机构的违法行为，仅适用《消毒管理办法》予以行政处罚，形式上看符合法定要求。但是，笔者认为，卫生行政机关认为医疗机构未对内镜室的胃镜进行清洗消毒行为，必须首先认定该医疗机构违反了《传染病防治法》第二十一条的规定，按照《传染病防治法》第六十九条予以行政处罚。《传染病防治法》在传染病防治监督工作中，具有核心的、重要的法律地位，它是传染病防治监督工作的基础。本案应当同时适用《传染病防治法》第六十九条和《消毒管理办法》第四十五条的规定，对违法医疗机构责令改正、通报批评，并给予警告、罚款的行政处罚。

但也有观点认为，本案中，医院"未对内镜室的胃镜进行清洗消毒行为"既违反了《消毒管理办法》第四条的规定，也违反了《传染病防治法》第六十九条第（五）项"未按照规定对医疗器械进行消毒"的规定。但《消毒管理办法》和《传染病防治法》规定的医疗机构承担的法律责任是不同的，前者为《消毒管理办法》第四十五条"由县级以上地方卫生行政部门责令限期改正，可以处 5000 元以下罚款；造成感染性疾病暴发的，可以处 5000 元以上 20000 元以下罚款。"后者为《传染病防治法》第六十九条"由县级以上人民政府卫生行政部门责令改正，通报批评，给予警告；造成传染病传播、流行或者其他严重后果的，对负有责任的主管人员和其他直接责任人员，依法给予降级、撤职、开除的处分，并可以依法吊销有关责任人员的执业证书；构成犯罪的，依法追究刑事责任"。这种情形属于法律规范冲突，从效力来看，由于《传染病防治法》为法律，《消毒管理办法》为部门规章，法律位阶上的前者高、后者低是明显的，按照《立法法》和"最高人民法院关于印发《关于审理行政案件适用法律规范问题的座谈会纪要》的通知（法〔2004〕96 号〕"的规定，应当适用《传染病防治法》进行处罚。

2. 关于违法主体的确定。本案中卫生监督员采集了违法医疗机构的《医疗机构执业许可证》、《企业法人营业执照》、《组织机构代码证》，发现三者的名称不完全一致。本案卫生行政机关认定的违法主体为某医院有限公司，且案件处理过程中形成的文书均以某医院有限公司为主体出现，依据是凡是出现多个主体证明文件的，应通过询问笔录让当事人确认多个主体证明文件所证明主体为同一主体。笔者认为，在处理取得卫生行政机关核发卫生许可证或执业许可证的相对人时，应当以卫生许可证或执业许可证核准的单位为违法主体，需要相关单位承担相应法律责任时，可以在调查取证时，确定相关单位与案件的法律关系，便于相关法律责任追究。本案中《医疗机构执业许可证》是卫生行政部门核发的许可文书，医疗机构就是卫生行政部门确定的主体，该医疗机构违法时，应该以该医疗机构为主体展开调查，确定其违法行为，并对其实施行政处罚。

3. 关于证据收集。该医疗机构胃镜消毒未执行相关标准、规范这一违法行为的证据只有《现场笔录》、《询问笔录》。证据收集的不够全面。一是现场没有拍照，《现场笔录》中记录，"胃肠镜清洗消毒与诊疗治工作未分开，二者共处一室。"没有分设单独的清洗消毒室和内镜诊疗室这种情况完全可以用现场照片来做一个有力的证明。二是只在《询问笔录》中询问了内镜使用率如何，回答是这项业务刚开展，每周还不到 1 例。如果卫生监督员能进一步地调取患者做胃镜检查的费用收据，并实施胃镜消毒效果的监测，用实验室数据确认，证据会更加完善。

【思考建议】

本案确实为卫生监督部门在实施对医疗机构落实传染病防治措施监督检查工作方法上开阔了视野，也丰富了卫生监督职责落实的办法，值得在传染病防治监督工作中提倡。在

"依法治国""建立社会主义法治体系"的背景下，要求各级卫生计生行政部门严格执法，落实执法责任。

本案提示我们在执法活动过程中，面对新形势、新情况，特别是医疗服务领域新的医疗技术、手段不断地涌现，传染病防治监督工作更需要加强。在具体执法实践中，不仅要以相关法律法规为执法依据，同时也要将相关标准和规范作为判定传染病防治措施落实情况的依据，强化监督、监测工作，及时发现问题，予以纠正。认真履行好传染病防治监督职能，保障人民群众健康权益。

十九、某医院未依法履行传染病疫情报告案

【案情介绍】

2013 年 12 月 12 日，某市卫生监督所接到投诉举报，举报某医院 2011 年 7 月至 2013 年上半年非法收治结核病患者。某市卫生监督所立即成立的调查小组，赴某医院调查了 2011 年 7 月份至 2013 年 7 月份的所有患者住院病例共 3198 份，从中筛选出 600 例肺炎（广义）病例。于 12 月 18 日，通过某市结核医院两名专家的协助调查，在这 600 例肺炎（广义）病例中，进一步筛选出 2 份确诊为肺结核的病例，5 份疑似肺结核病例。经初步审查，上述违法事实有询问笔录（2012 年 12 月 20 日）、某医院住院病历复印件 7 份（2 份确诊、5 份疑似）、病志调查筛选过程照片 10 张、7 份病例名单为证。

某医院在明知收治的患者中有新发的结核病患者和疑似患者而未履行疫情报告义务，未进行转诊，其行为违反了《结核病防治管理办法》第九条"非结核病定点医疗机构在结核病防治工作中履行以下职责：（一）指定内设职能科室和人员负责结核病疫情的报告；（二）负责结核病患者和疑似患者的转诊工作"的规定，某市卫生行政部门依据《结核病防治管理办法》第三十六条"医疗机构违反本办法规定，有下列情形之一的，由县级以上卫生行政部门责令改正，通报批评，给予警告；造成肺结核传播、流行或者其他严重后果的，对负有责任的主管人员和其他直接责任人员，依法给予处分；构成犯罪的，依法追究刑事责任：（一）未按照规定报告肺结核疫情，或者隐瞒、谎报、缓报肺结核疫情的；（二）非结核病定点医疗机构发现确诊或者疑似肺结核患者，未按照规定进行转诊的"，责令立即改正违法行为，作出给予警告的行政处罚。

【案件评析】

（一）多业务科室协调配合，借助结核病医院专家力量展开系统调查

2013 年 12 月 12 日经某市卫生监督所领导主持协调稽查科、传染病科、医疗市场科和法规科共同讨论研究查办这起举报案件，先期制订调查方案、成立案件调查小组。在查看病志 3198 本，筛选出 600 例诊断（病例首页注明）为肺炎（广义）的病历后，邀请某市结核医院两名资深结核病专家参与对某医院的深入调查。最终从被封存的病例中进一步挑选出 7 份结核病案例，为后期的询问笔录制作、处罚依据的界定提供了有力的保障。

（二）本案违法事实清楚，处罚裁量适当

经现场核查、筛选病例、询问医院相关负责人发现，2011 年 7 月份至 2013 年 7 月份的所有患者住院病例中有 7 例特殊病例，其中 2 例被确诊为肺结核、5 例认定为疑似结核（确诊理由：在病例中有本院出具的结核诊断，并有治疗结核的用药；疑似理由：在某市中医院做的 CT 片描述中有结核病的病症，但在该医院的 CT 片中未有）。经询问医院相关责任人，也证实了该院不是结核定点医疗机构，在得知住院患者 W 某、Y 某为确诊结核病患者，患者 Z 某、X 某为疑似结核患者后，未履行结核病疫情报告义务，未为患者转诊，但未造成肺结核传播、流行或者其他严重后果。依据《结核病防治管理办法》第三十六条第（一）、（二）项责令某医院立即改正违法行为，给予警告的行政处罚，符合法定要求、裁量适当。

（三）取证程序合法，排查筛选方法得当

在本案的调查取证阶段，对于所涉病例的调查、筛选、汇总，整个过程卫生监督员能够依法有序开展，在证据可能灭失或者以后难以取得的情况下，经卫生行政部门负责人的审批，决定对所涉病例进行先行登记保存。经向医院相关工作人员出示证件，下达《证据先行登记保存决定书》和《证据先行保存登记处理决定书》，填写封条、正确履行证据先行登记保存、处理决定的法定程序，做到病历查阅、复印的规范合法。在面对调查对象数量多、耗时长、涉及人员多的情况下，卫生监督员与协助专家分工配合，在抽检筛选环节，结核病专家提出建议优化病例筛选过程，提出要求医院提供所涉患者病历中的肺部 CT 片及报告单，看片上是否有钙化点来加以辨别，会更加简单快捷。但案件承办单位认为这样可能会出现筛选遗漏，最终采取综合意见完成病例的筛选汇总工作。

（四）法律适用存在瑕疵

某医院在明知收治的患者中有新发的结核病患者和疑似患者而未履行疫情报告义务，未进行转诊工作，承办人员认为其违反《结核病防治管理办法》第九条"非结核病定点医疗机构在结核病防治工作中履行以下职责：（一）指定内设职能科室和人员负责结核病疫情的报告；（二）负责结核病患者和疑似患者的转诊工作"的规定。第九条是明确非结核病定点医疗机构在结核病防治工作中应履行的工作职责，而非结核病报告以及转诊工作的法定义务条款。而《结核病防治管理办法》第十八条"各级各类医疗机构应当对肺结核可疑症状者及时进行检查，对发现的确诊和疑似肺结核患者应当按照有关规定进行疫情报告，并将其转诊到患者居住地或者就诊医疗机构所在地的结核病定点医疗机构。"明确医疗机构有关结核病报告以及转诊的法定义务，应该是本案的违法依据条款。

【思考建议】

1.《结核病防治管理办法》已于 2013 年 1 月 9 日经原卫生部部务会审议通过，自 2013 年 3 月 24 日起施行。本案具有传染病防治监督执法的典型性，对各地开展传染病防治执法

工作具有参考意义。

2. 本案认定 2 名结核病确诊病例和 5 名疑似病例。作为传染病防治监督执法人员应当了解结核病的判断标准：肺结核可疑症状者：咳嗽、咳痰 2 周以上以及咯血或者血痰是肺结核的主要症状，具有以上任何一项症状者为肺结核可疑症状者。疑似肺结核患者：凡符合下列条件之一者为疑似病例。①有肺结核可疑症状的 5 岁以下儿童，同时伴有与传染性肺结核患者密切接触史或者结核菌素试验强阳性；②仅胸部影像学检查显示与活动性肺结核相符的病变。传染性肺结核：指痰涂片检测阳性的肺结核。建议对传染病病例的认定由当地疾病预防控制机构加以鉴定为妥。

3. 本案中没有提及对医务人员的处理问题，根据《突发公共卫生事件与传染病疫情监测信息报告管理办法》第十六条"各级各类医疗机构、疾病预防控制机构、采供血机构均为责任报告单位；其执行职务的人员和乡村医生、个体开业医生均为责任疫情报告人，必须按照传染病防治法的规定进行疫情报告，履行法律规定的义务。"第四十条"执行职务的医疗卫生人员瞒报、缓报、谎报传染病疫情的，由县级以上卫生行政部门给予警告，情节严重的，责令暂停六个月以上一年以下执业活动，或者吊销其执业证书。"本案承办机关应依法对承担传染病报告职责的医务人员作出相应的处理。

二十、某医院分院医疗废物暂时贮存设施
不符合卫生要求案

【案情介绍】

2013 年 3 月 12 日，卫生监督员在监督检查中发现，某医院分院（以下简称 B 医院）医疗废物暂存间的门离地留有 10cm 的缝隙，且暂存间内无下水设施和紫外线消毒设施。暂存间屋顶有 10cm 缝隙。

经调查，某医院医疗废物暂存间未按照《医疗废物管理条例》对医疗废物暂存设施的要求进行防渗漏、防鼠、防蚊蝇、防蟑螂处理，调查中还发现，B 医院隶属于某医院（以下简称 A 医院），与 A 医院共同使用一个事业法人登记证书，为 A 医院分院，财务上未独立核算，均由 A 医院对其进行管理。卫生监督员采集相关证据 11 份：①现场笔录一份；②授权委托书一份；③询问笔录一份；④现场照片两张；⑤法定代表人身份证复印件一份；⑥A 医院《组织机构代码证》副本复印件一份；⑦授权委托人身份证复印件一份；⑧B 医院《医疗机构执业许可证》正本复印件一份；⑨B 医院《整改报告》一份；⑩A 医院《事业单位法人证书》正本复印件；⑪B 医院隶属关系说明。并以此认定 A 医院为本案行政处罚对象，A 医院分院（B 医院）医疗废物暂时贮存设施不符合卫生要求的行为违反了《医疗废物管理条例》第十七条第二款，依据《医疗废物管理条例》第四十六条第（一）项规定责令 A 医院立即改正，给予①警告；②罚款人民币贰仟元整的行政处罚。

【案件评析】

1. B 医院医疗废物暂存间于 2012 年 6 月开始修建使用，但未按照《医疗废物管理条例》对医疗废物暂存设施的要求进行防渗漏、防鼠、防蚊蝇、防蟑螂处理。其行为违反了《医疗废物管理条例》第十七条第二款。调查过程中发现，B 医院虽然有独立的《医疗机构执业许可证》，但无《事业单位法人证书》及《组织机构代码证》。

根据《中华人民共和国行政处罚法》的规定，行政处罚的对象应为公民、法人或者其他组织。B 医院是政府举办的非营利性医疗机构，但无《事业单位法人证书》，因此，不能确定该院的"法人"身份。

调查中 B 医院出具了与 A 医院的隶属关系说明，说明其自身无独立财产和资金，其资金财物等均由 A 医院进行统一管理。根据《最高人民法院关于适用〈中华人民共和国民事

诉讼法〉若干问题的意见》第四十条对"其他组织"的界定：其他组织是指合法成立、有一定的组织机构和财产，但又不具备法人资格的组织，故该院也不具备"其他组织"的身份。

调查中还发现，B 医院法定代表人和主要负责人同为 A 医院法定代表人和主要负责人，而 A 医院具有《事业单位法人证书》及《组织机构代码证》。根据《最高人民法院关于适用〈中华人民共和国民事诉讼法〉若干问题的意见》第四十一条：法人非依法设立的分支机构，或者虽依法设立，但没有领取营业执照的分支机构，以设立该分支机构的法人为当事人。所以最终处罚的当事人确定为 A 医院。

根据当事人的行为违反了《医疗废物管理条例》第十七条第二款的规定，依据《医疗废物管理条例》第四十六条第（一）项及《某省卫生行政处罚自由裁量指导标准》（试行）第七十二款第（一）项的规定应给予责令立即改正，警告，处 5000 元以下罚款的行政处罚。经过合议后，给予责令 A 医院立即改正，并给予①警告；②罚款人民币贰仟元整的行政处罚。

2. 此案办结后，在卫生监督信息报告系统上报的过程中出现问题，因日常监督过程中有 A 医院和 B 医院两家医疗机构的本底资料，同时，案件来源为 2013 年 3 月 12 日日常监督的 B 医院，而行政处罚对象为 A 医院，导致信息录入中出现逻辑问题。经请示上级部门后，最终网络报告中的处罚对象还是确定为 B 医院。

【思考建议】

1. 本案根据相关规定，可以认定 B 医院不符合公民、法人或者其他组织的范畴。但是业界也有对医疗机构主体认定的另一种观点，认为《医疗机构执业许可证》是卫生行政部门对其的准入许可，应当以《医疗机构执业许可证》载明的医疗机构为责任主体，理由为：根据《医疗机构管理条例》第十五条规定："医疗机构执业，必须进行登记，领取《医疗机构执业许可证》。"和第二十四条规定："任何单位或者个人，未取得《医疗机构执业许可证》，不得开展诊疗活动。"医疗机构领取《医疗机构执业许可证》，即可依法开展医疗执业活动，未取得《医疗机构执业许可证》，不得开展医疗执业活动，《医疗机构执业许可证》是医疗机构设立和执业的法定唯一的标志文件，是责任主体认定依据。在卫生行政处罚案件中，可以以《医疗机构执业许可证》认定的主体作为被处罚对象。该案中 B 医院有独立的《医疗机构执业许可证》，可以作为被处罚主体。

2. 本案在卫生监督信息报告系统上报的过程中出现了问题，显示 B 医院为独立的主体资格。笔者认为，本案办理过程中出现的主体认定问题，在日常监督、行政处罚过程中经常出现，需要上级法制部门给予界定。

二十一、某医院使用的胃镜、肠镜未达到消毒要求案

【案情介绍】

某省卫生监督员对某三甲医院传染病防控工作进行执法检查，对内镜室消毒后使用前的胃镜、肠镜进行采样（由市疾控中心人员标准化采样），并委托市疾控中心进行检验。《检验报告单》显示，该院消毒后胃镜菌落总数为 1.7×10^3 cfu/件，肠镜菌落总数为 1.0×10^4 cfu/件，不符合《内镜清洗消毒技术操作规范（2004 年版）》第三十四条第三款"消毒后的内镜合格标准为：菌落总数<20cfu/件"的规定。

卫生监督员根据《医院感染管理办法》第三十条的规定，要求该院胃镜、肠镜室立即停止诊疗活动，查找原因，按照《内镜清洗消毒技术操作规范（2004 年版）》要求，规范胃镜、肠镜的清洗消毒工作，待检测合格后方可开诊。该院胃、肠镜抽样检测结果严重超标，违反了《消毒管理办法》第六条第一款的规定，存在医院感染隐患，因其能够积极配合整改，立即停止内镜诊疗并查找原因，依据《消毒管理办法》第四十五条的规定，责令改正违法行为，予以罚款 3000 元的行政处罚。该院自觉缴纳了罚款。

同时，卫生监督员帮助该院从胃、肠镜使用的消毒剂戊二醛、酶清洗液、终末漂洗用水、清洗消毒程序等环节认真查找原因，最后监督员认为，因该院使用储存在 300 吨水箱中的二次供水对胃镜、肠镜进行消毒后终末漂洗，存在污染消毒后的胃、肠镜的可能，更换无菌水对消毒后的胃、肠镜进行终末漂洗后采样进行生物学监测，监测结果显示合格，经过整改后内镜室重新开诊。

卫生监督员针对该院的二次供水重点进行卫生监督检查，查明该院二次供水无《卫生许可证》，二次供水委托某楼宇服务有限公司进行管理，该公司提供了该院近期二次供水水样的检测合格报告单。卫生监督员下达《卫生监督意见书》，要求该院立即申请办理《卫生许可证》，并对二次供水投含氯消毒剂进行消毒，每日对余氯含量进行检测，对二次供水水样送检，检测报告显示该院二次供水水样监测符合要求。

【案件评析】

1. 根据《消毒管理办法》第六条规定，凡接触皮肤、黏膜的器械和用品必须达到消毒要求。《内镜清洗消毒技术操作规范》第三十四条规定，消毒后的内镜合格标准为：细菌总数<20cfu/件。使用未达到消毒要求的内镜，应当依据《消毒管理办法》第四十五条予以

处罚。

2. 在开展传染病防治卫生监督过程中，执法人员除严格按照《内镜清洗消毒技术操作规范（2004 年版）》等法规的要求进行卫生监督检查外，对存在的问题，能主动帮助医院查找内镜消毒不合格的原因，并及时进行整改，有效达到了卫生监督管理目的，收到良好效果。

【思考建议】

责令改正的时间与形式有何要求？

行政处罚本身不是目的，而是为实现特定的行政管理目标而设的手段。实施时，责令当事人改正或限期整改违法行为，其意义是：

1. 指出行政违法行为人的过错。

2. 督促其及时改正自己的错误。

3. 有助于纠正行政机关以罚代执，对行政违法行为只处罚不治理的不良现象。

《行政处罚法》"第二十三条　行政机关实施行政处罚时，应当责令当事人改正或者限期改正违法行为。"

《卫生行政处罚程序》"第四十五条　卫生行政机关适用简易程序作出卫生行政处罚决定的，应在处罚决定书中书面责令当事人改正或限期改正违法行为。"

《卫生行政处罚程序》"第二十八条　卫生行政机关适用一般程序实施行政处罚时，对已有证据证明的违法行为，应当在发现违法行为或调查违法事实时，书面责令当事人改正或限期改正违法行为。"

综上，法规对责令改正的要求是：

时间：1. 当场处罚时。

　　　2. 发现违法行为时。

　　　3. 调查违法事实时。

形式：书面。

要求：切实可行。

禁用无期限责令改正。

二十二、刘某未取得《医疗机构执业许可证》开展医疗美容服务项目案

【案情介绍】

2013 年 9 月 9 日上午，某县卫生监督所对辖区内联盟南路某生活美容院进行检查。检查中发现，二楼美容室有无菌包 6 个，手术刀片 3 包，某市久盛硅橡胶制品厂生产的硅橡胶人工鼻梁 6 个，某市金环医疗用品股份有限公司生产的带线缝合针 4 包，某省天药药业股份有限公司生产的地塞米松磷酸钠注射液 2 盒等药品及医疗器械。经过调查，该院负责人刘某能提供本人身份证、《医师资格证书》和《医师执业证书》，注册地点为本市某医疗美容医院。而刘某开设的生活美容院未取得《医疗机构执业许可证》，也未取得《公共场所卫生许可证》。经询问，刘某承认在其开设的美容院内开展了隆鼻、重睑术等医疗美容服务项目。卫生监督员当场制作了《现场笔录》和《询问笔录》，并依据《行政处罚法》第三十七条第二款规定对现场发现的药品及医疗器械制作了《证据先行登记保存决定书》。

最终确定，刘某未取得《医疗机构执业许可证》开展医疗美容服务的行为违反了《医疗美容服务管理办法》第二十四条和《医疗机构管理条例》第二十四条，应依据《医疗美容服务管理办法》第三十条、《医疗机构管理条例》第四十四条、《医疗机构管理条例实施细则》第七十七条应予行政处罚。经卫生行政部门审批，卫生监督员当天对刘某下达了《卫生监督意见书》和《行政处罚事先告知书》，责令刘某立即停止违法执业行为，没收相关医疗器械和药品，罚款人民币叁仟元整。并告知其有陈述和申辩权利，刘某当场表示放弃陈述和申辩。2013 年 9 月 12 日，卫生监督员对刘某下达了《证据先行登记保存处理决定书》和《行政处罚决定书》，对先行登记保存的药品及医疗器械予以没收，处罚款叁仟元整。刘某对行政处罚没有异议，当天到指定银行交付了罚款，此案办结。

【案件评析】

本案是一起执业医师在未取得《医疗机构执业许可证》开展医疗美容服务活动的案件。案情比较简单，卫生监督员认定的违法事实基本清楚，取得了相关的证据，按照有关程序迅速实施了卫生行政处罚。但是，笔者认为从本案的违法情形、调查取证、法律适用等方面还有值得商榷的地方。

1. 关于违法情形。案例介绍所表述的刘某是在未取得《公共场所卫生许可证》情形

下，宣称"美容院"开展生活美容活动，卫生监督员在开展辖区内生活美容机构是否开展医疗美容专项检查行动中，发现刘某还从事医疗美容服务活动。刘某的行为分别违反了公共场所卫生管理和医疗服务卫生法律法规，笔者认为，应当依照相关法律规定，对刘某的两种违法情形，可以分别裁量合并处罚，也可以对违反《公共场所卫生管理条例》的情形另案处理。

2. 关于调查取证。在本案调查取证过程中，虽然卫生监督员在调查取证时，发现违法场所存有无菌包、手术刀片、硅橡胶人工鼻梁、手术带线缝合针和地塞米松磷酸钠注射液等医疗器械和药品等物证，并按照相关程序实施了证据先行登记保存。但是，在调查取证过程中，现场还发现美容手术登记本一册和美容手术协议书 31 份，签字医师均为刘某，这是本案重要的书证，通过美容手术登记本和美容手术协议书，不仅可以进一步印证刘某实施了医学美容手术行为，同时还可以作为违法所得计算的重要依据，在一定程度上可以反映刘某违法行为的实施过程以及违法行为的规模。但是，卫生监督员没有以此重要的书证作为线索，对客户、开展的服务项目以及收费情况等作进一步深入调查，是本案调查取证过程中的重大缺憾。另外在调查过程中卫生监督员还提取了刘某的居民身份证、《医师资格证书》和《医师执业证书》，从案情介绍来看，仅凭提取的《医师资格证书》和《医师执业证书》就认定刘某合法持有《医师资格证书》和《医师执业证书》也有不妥之处。从本案的案卷资料反映，刘某《居民身份证》显示其生于 1958 年 10 月，取得《医师资格证书》为 2006 年 12 月，取得《医师执业证书》为 2007 年 4 月。笔者认为，以上情形特别需要对刘某的《医师资格证书》和《医师执业证书》的真实性进行核实，同时还需要对刘某《医师执业证书》注册的医疗机构进行相关调查。这是本案的不足之处。

3. 关于法律适用。在无证行医行政处罚的法律适用上，多年来存在不同的看法，有人认为既可以适用《执业医师法》，也可以适用《医疗机构管理条例》，还可以同时适用《执业医师法》和《医疗机构管理条例》对人员和机构实施双罚。本案对刘某的违法行为，卫生行政机关适用《医疗机构管理条例》及其实施细则实施了行政处罚。从违法主体刘某为具有医师资格的执业医师的情况来看，笔者认为根据《执业医师法》第二条、十四条、十九条、二十一条、二十二条的规定，刘某实施的医疗美容活动是执业医师明知违反《执业医师法》的有关规定实施的诊疗行为，因此刘某的违法行为应当适用《执业医师法》第三十九条的规定给予行政处罚。

【思考建议】

本案办理过程中，卫生行政机关对刘某的违法行为虽然实施了行政处罚，但是在整个案件的处理过程中引发出许多思考，主要体现在以下几个方面。

1. 卫生监督员在执法活动中，发现的违法行为必须依法采取相应的行政措施。本案中刘某未取得公共场所卫生许可，开展生活美容活动，依照《公共场所卫生管理条例》的规定，应当依法追究其法律责任，但在本案中未有反映出对刘某的处理决定。在行政执法活动中，行政机关对发现的违法行为，属于本行政机关管辖的，必须依法采取相应的行政措施，不属于本机关管辖的，应当依法移送给有管辖权的行政机关。本案中刘某的两种违法行为均属于卫生行政机关管辖。医疗卫生监督员发现管理相对人违反公共场所卫生管理有关规定的违法行为时，即使不是自己管理的事项，也应该交由有管辖权的有关人员予以处理，保证行政执法工作履职到位。

2. 在案件调查取证过程中，必须要按照程序充分调查取证，在取证后要进行证据确认和证据审查，发现可疑的问题，要进一步深入调查，形成证据链，为正确处理案件奠定坚实的基础。

3. 实施卫生行政处罚时，法律适用是根本。本案中刘某违法开展医疗美容手术的行为，适用《执业医师法》的有关规定处理可能更显妥当，也能更好地追究违法者的法律责任。另外，本案中的违法所得的计算问题和自由裁量问题值得讨论。

本案没有调查刘某开展医疗美容服务的时间，此时间的长短对案件的处罚有不同的结果，根据《医疗机构管理条例实施细则》77 条第三项规定，无医疗机构执业许可证擅自执业时间在 3 个月以上的责令其停止执业活动，没收非法所得和药品、器械，处以 3 千元以上 1 万元以下的罚款。

二十三、赵某非医师行医案

【案情介绍】

某年某月，某市卫生监督所接到"某教育培训学校 A 某某非法行医"投诉举报。

经调查，该学校系民办学校，具有《中华人民共和国民办学校办学许可证》。A 某某为该校负责人，在未取得《医疗机构执业许可证》、《医师资格证》和《执业医师证》的情况下，于某年某月至某年某月间，为山东患儿 B 某等 6 人开方抓药，共收受患儿家属近 18 万元的治疗费用。A 某某承认自某年某月至某年某月给几名患儿配过药，收取了相应费用并签署了"协议"。但其申辩称其行为并非行医，而是卖药，并且在某年受到了该市食品药品监督部门的处罚。因疗效不好，其收取的费用均已退还，但只能出具一名患者家长出具的的收款凭证，其余患者家长均未给其出具收条。

针对 A 某某的陈述申辩，调查人员进行深入调查确定，A 某某与患者家属签订的"协议"中，多处体现"治疗"、"康复标准"、"痊愈"等医学专用术语；经患者所在地卫生监督部门协助调查核实有关退费问题，赵某某确系退还山东患儿 B 某、大兴安岭患儿 C 某、广东患儿 D 某和浙江患者 E 女士之子共计 9 万元治疗款，而其余患儿家属均称未退款；该市食品药品监督管理局证实：该市食品药品监督部门于 2012 年以配制销售假药为由依据《药品管理法》对 A 某某处以"没收非法配制假药 6.5 千克、非法所得 7500 元，并处 42000 元罚款"的处罚。

该市卫生监督所在调查中，取得了以下证据：①现场检查笔录一份，证明该教育培训学校系民办学校，无医疗机构执业许可证；②询问笔录 8 份，证明该当事人 A 某某未取得行医资质，为 6 名患儿开方抓药治疗，以及相关退款情况；③A 某某身份证明复印件、该教育培训学校办学许可证复印件，证明当事人资质；④该市食品药品监督管理局关于该教育培训学校配制销售假药案的情况说明，证明 A 某某受过该市药监部门处罚；⑤该市卫生监督所向济宁、无锡、潍坊、珠海、大兴安岭等五个地市卫生监督所申请协助调查的函及上述地市的复函及询问笔录，证明了 5 名患儿曾在 A 某某处进行治疗的情况；⑥A 某某退还一名患儿家属的退款凭证及患儿家属出具的情况说明，证明 A 某某退还的部分费用；⑦A 某某与一名患儿家属签订的治疗协议，协议中多处体现"治疗"、"治愈"等字样，证明 A 某某有开展诊疗并为患儿治疗疾病的主观意图。

基于以上证据，该市卫生监督部门组织专家对该案进行合议，以"未取得《医疗机构执业许可证》擅自开展诊疗活动"为由，依据《医疗机构管理条例》四十四条"违反本条例第二十四条规定，未取得《医疗机构执业许可证》擅自执业的，由县级以上人民政府卫生行政部门责令其停止执业活动，没收非法所得和药品、器械，并可以根据情节处以1万元以下的罚款。"、《医疗机构管理条例实施细则》第七十七条"对未取得《医疗机构执业许可证》擅自执业的，责令其停止执业活动，没收非法所得和药品、器械，并处以3千元以下的罚款；有下列情形之一的，责令其停止执业活动，没收非法所得和药品、器械，处以3千元以上1万元以下的罚款：（二）擅自执业的人员为非卫生技术专业人员；（五）使用假药、劣药蒙骗患者；"，对A某某处以"罚款人民币5000元，同时责令立即改正违法行为"的行政处罚。在该案合议中，因"违法所得"认定证据不充分，做出不予没收的建议，经合议人员集体讨论，予以采纳。

【案件评析】

1. 关于未取得《医疗机构执业许可证》擅自行医的法律适用。当前，关于未取得《医疗机构执业许可证》擅自行医的主要处罚依据有两个，即《执业医师法》第三十九条和《医疗机构管理条例》第四十四条。两个罚则的违法行为性质一样，但违法主体所需承担的法律责任却相差很大。在实践中的适用问题也一直争论不断。有人认为，两个罚则没有本质区别，均可以适用，但考虑到实际执行问题，倾向于适用罚则较轻的《医疗机构管理条例》。但笔者认为两个罚则的适用是有区别的。《医疗机构管理条例》第四十四条更倾向于对设置医疗机构的行为所做的处罚，而《执业医师法》第三十九条则同时对医师开办医疗机构和非医师行医两个违法行为进行了规定。因此，在适用上应当区别对待：看行为主体是否为医师。对于非医师行医，应当适用《执业医师法》第三十九处罚；对于医师未经许可擅自设置医疗机构行医的，其设置行为与行医行为属牵连关系，依据我国法理规定从重处罚，应适用《执业医师法》第三十九条处罚；如果医疗机构设置者非个人或者本人没有直接行医的，适用《医疗机构管理条例》第四十四条处罚。本案中，当事人行医的场所在学校内，并未悬挂医疗机构牌示，并没有设置医疗机构的行为，属于单纯的"非医师行医"。因此，笔者认为应当适用《执业医师法》第三十九条处罚。本案的法律适用不妥。

2. 关于违法所得。没收违法所得是我国行政处罚的种类之一，但对于违法所得的认定却没有明确的法律条文做出规定。从我国农业、工商和药监等领域来看，各部门对违法所得的认定及处理也不一致，主要存在"获利说"和"销售收入说"两种。"获利说"即经营违法行为去除成本获得的利润；"销售收入说"则指包含成本在内的全部成本。2000年《卫生部法监司关于对〈医疗机构管理条例〉中非法所得含义解释的答复》（卫法监法发〔2000〕第45号）称，《医疗机构管理条例》第四十四条中"非法所得"指未取得《医疗机构执业许可证》擅自执业的人员或机构在违法活动中获取的包括成本在内的全部收入。可见，对于非法行医中的"违法所得"认定采取的是"销售收入说"。而本案中，由于赵某某与当事人对于收费与退费有关问题的说法不一致，导致了对于违法所得认定的困难。同时，对于可以核实的 9 万元"退费"的性质，笔者认为应当属于违法所得，但考虑到其已经予以退还，可以对其免于没收。而对于其他款项，确系无法认定，不应当予以没收。

3. 关于一事不再罚。在案件调查中，A 某某强调其已于 2011 年受到了该市食品药品监督部门的处罚，在案件合议中对该案是否属于一事不再罚进行了讨论。我国行政法领域规定了一事不再罚原则，是指行政机关不得以同一事实和同一依据，对当事人的同一个违法行为给予两次罚款的行政处罚。而本案中，A 某某的实际上有两个违法行为，一是配置销售假药，二是擅自开展诊疗活动，为患儿配置药品治疗疾病。经调查，该市食品药品监督部门 2011 年接到关于 A 某某销售假药的群众举报后进行立案调查，对其进行查处。而该市卫生监督所系对 A 某某的非法行医行为进行处罚，不属于"一事"，此其一；其二，该市食品药品监督部门依据《药品管理法》对其进行处罚，而该市卫生监督所则依据《医疗机构管理条例》对其进行处罚，不属于"同一依据"。因此，笔者认为对 A 某某进行非法行医认定并处罚不违反"一事不再罚"原则。

【思考建议】

本案在承办过程中，没有考虑将此案移送司法机关处理，存在渎职嫌疑，对此，应给予高度关注。《刑法》第 336 条："未取得医生执业资格的人非法行医，情节严重的，处三年以下有期徒刑、拘役或者管制，并处或者单处罚金；严重损害就诊人身体健康的，处三年以上十年以下有期徒刑，并处罚金；造成就诊人死亡的，处十年以上有期徒刑，并处罚金。"同时《最高人民法院关于审理非法行医刑事案件具体应用法律若干问题的解释》（法释〔2008〕5 号）第一条：具有下列情形之一的，应认定为刑法第 336 条第一款规定的"未取得医生执业资格的人非法行医"：（一）未取得或者以非法手段取得医师资格从事医疗活动的，本案当事人符合犯罪主体要件。第二条：具有下列情形之一的，应认定为刑法第 336 条第一款规定的"情节严重"：（三）使用假药、劣药或不符合国家规定标准的卫生材料、医疗器械，足以严重危害人体健康的，本案当事人使用假药符合犯罪客体要件。因此，承办本案的卫生行政机关应当认定当事人涉嫌构成"非法行医罪"，依照《行政执法机关移送涉嫌犯罪案件的规定》要求，及时移送当地公安机关处理。否则，本案承办人员由可能涉嫌违反《刑法》第 402 条："行政执法人员徇私舞弊，对依法应当移交司法机关追究刑事责任的不移交，情节严重的，处三年以下有期徒刑或者拘役；造成严重后果的，处三年以上七年以下有期徒刑。"

二十四、某医院超期使用
《互联网医疗保健信息服务审核同意书》案

【案情介绍】

2013年1月下旬，某市10个区县卫生行政部门接连收到多起实名举报，反映该市某医院等19家民办医疗机构通过互联网发布虚假医疗保健信息，并存在未取得《互联网医疗保健信息服务审核同意书》（下称《审核同意书》）开展互联网医疗保健信息服务及《审核同意书》过期使用等情况。

接举报后，该市卫生行政部门迅速成立案件工作组，并责成相关区县卫生行政部门对上述涉案医疗机构网站进行监测。经初步调查发现，上述医疗机构网站中出现"全国十佳××医院"、"最具影响力特色专科医院"、"疾病治愈率"、"治疗有效率"、"最好的×××医院"以及"顶级专家"介绍等内容，宣传用语绝对化，介绍内容与实际不符，且相关医师也未注册在当事医院，存在未取得《审核同意书》开展互联网医疗保健信息服务、提供不科学、不准确医疗保健信息服务或超出有效期使用《审核同意书》等情况。该市卫生行政部门认为，举报人反映的情况基本属实，当事医疗机构的行为已涉嫌违反了《互联网医疗保健信息服务管理办法》第四条、第十一条、第十二条的规定，于是立案开展进一步调查取证工作。

现场检查发现，某医院等6家医疗机构虽已取得《审核同意书》，但超出有效期使用《审核同意书》或提供不科学、不准确医疗保健信息服务，并造成不良社会影响。其行为已违反了《互联网医疗保健信息服务管理办法》第十一条、第十二条第一款的规定，依据《互联网医疗保健信息服务管理办法》第二十四条第（二）项、第（四）项的规定，并参考《某市互联网医疗保健信息服务违法情节认定标准》，该市卫生行政部门责令上述6家违法从事互联网医疗保健信息服务的医疗机构立即停止违法行为，并依法予以处罚，共计罚款伍万捌仟元整。此外，其余13家医疗机构未取得《审核同意书》开展互联网医疗保健信息服务，属无证网站。该市卫生行政部门依据《互联网医疗保健信息服务管理办法》第二十三条的规定通报市通信管理部门建议关闭。某市通信管理部门随即对上述网站依法实施关闭。

【案件评析】

随着信息时代的到来，互联网因信息传播快、受众广，而备受关注，而虚假的互联网医疗保健信息极易误导患者，扰乱正常的医疗秩序，危害性极大。上述系列案件为该市近年来查处的医疗机构违法从事互联网医疗保健信息服务重大典型系列案件，涉案的医疗机构为《互联网医疗保健信息服务管理办法》实施以来最多的一次。该市卫生行政部门通过上下联动、细化标准、依法查处，曝光公示，并加强与通信管理部门的沟通协作，使医疗机构违法从事互联网医疗保健信息服务的行为得到及时制止和纠正。

接到群众举报后，该市卫生行政部门高度重视，市与相关区县卫生行政部门联合成立案件工作组，在第一时间就举报内容和案件查处工作组织专题研究，在案件查办过程中，市级卫生行政部门加强对区县的办案指导，规范处置流程。依据《互联网医疗保健信息服务管理办法》第二十四条的规定，对于已取得《审核同意书》的非经营性网站，违法行为情节严重的，处3000元以上1万元以下的罚款。为合理评判违法行为的情节严重程度，该卫生行政部门及时制定了《某市互联网医疗保健信息服务违法情节认定标准》，对相关违法情节予以细化，并确定了处罚裁量标准，并参照上述标准依法对上述6家取得《同意书》后违法从事互联网医疗保健信息服务的医疗机构予以处罚。

【思考建议】

（1）加强互联网医疗保健信息服务的监管力度。对上述系列案例中擅自开展互联网医疗保健信息服务的13家医疗机构网站，该市卫生行政部门采取及时通报市通信管理局予以关闭的措施。这对当前虚假互联网医疗保健信息屡禁不止的现象给予了有力的打击和震慑，对规范互联网医疗保健信息服务、促进医疗行业健康发展，保障公众合法权益等方面将产生积极作用。同时，对于今后各省、市同类案件的监管查处具有指导意义。

（2）把握医疗保健信息和医疗广告两者之间的区别依法对违法行为进行查处。"互联网医疗保健信息服务"是指通过开办医疗卫生机构网站、预防保健知识网站或者在综合网站设立预防保健类频道向上网用户提供医疗保健信息的服务活动。省级卫生行政部门、中医药管理部门依法对本行政区域内主办单位提供的医疗保健信息服务开展审核工作，各级卫生行政部门对本行政区域的互联网医疗保健信息服务活动进行日常监督管理，对违法行为进行调查处理。

"医疗广告"是指利用各种媒介或者形式直接或间接介绍医疗机构或医疗服务的广告。医疗机构发布医疗广告应当向其所在地省级卫生行政部门申请。在监管职责中，工商行政管理机关负责医疗广告的监督管理。卫生行政部门、中医药管理部门主要负责医疗广告的审查，并对医疗机构进行监督管理。上述涉案医疗机构通过开办本院网站的方式向社会和公众提供本医疗机构的医疗服务和医疗科普信息，因此，认定其行为是开展互联网医疗保健信息服务，按照违规发布互联网医疗保健信息进行查处。

（3）加大宣传曝光力度，提高广大群众的自我保护意识。在案件查办的同时，卫生行政部门应该一方面应该加大宣传力度，提醒市民如何辨别网站的合法性与宣传内容的真实性；另一方面对非法网站及相关涉案医疗机构要及时通过新闻媒体予以曝光，起到震慑和警示作用，进一步提高卫生监督执法的社会影响力。

二十五、张某未经批准擅自开办医疗机构行医案

【案情介绍】

某市卫生行政部门在某区卫生行政部门、辖区派出所及所在小区物业的密切配合下，于 2012 年 11 月 21 日联合对 XX 路某住宅进行突击检查，现场发现当事人张某在为客人进行美容注射，发现正在使用的手术盒及医疗器械和若干药品。

在该地点的电脑中发现"客户资料表"，并有"沈某某、溶脂针（腹部）"、"瘦小腿"等记录。当天在所在地派出所对当事人及其妻子、顾客及其陪同朋友进行了询问和身份的确认。事后通过对当事人电脑资料中涉及的顾客进行比对，特别对于开展诊疗活动但未支付费用的顾客予以一一确认，最终确定了违法事实和涉案金额。经查，张某系一名执业医师，自 2010 年 8 月起擅自在其租赁的住宅或患者家中等场所为 52 人开展医疗美容服务，共获得违法所得人民币 52800 元。

2013 年 2 月 5 日，当事人收到某市卫生行政部门送达的听证告知书，2 月 27 日举行了听证会，听证会上双方充分阐述了各自的理由。经过充分的讨论，市卫生行政部门形成了统一的听证合议意见，认为本案认定事实清楚、证据确凿、程序合法、适用法律正确，当事人违法时间长、涉案人数多，情节较严重。但考虑到当事人积极配合、认识态度较好，建议吊销其医师执业证书，适当减轻罚款额度。

最后，本案依据《中华人民共和国执业医师法》第三十九条的规定，予以取缔，没收违法所得人民币 52800 元整，罚款人民币 5 万元整，吊销张某的《医师执业证书》，并没收相关医疗药品和器械。

【案件评析】

1. 近年来随着生活水平的提高，医疗美容已经逐渐走入普通人的生活，也越来越受到社会的关注，执业医师擅自在非医疗机构内为患者进行医疗美容等违法行为也逐渐崭露头角，此类违法行为一是隐蔽性强，手术地点往往选择在宾馆、酒店或民居内且往往是执业医师个人行为，与其所在医疗机构无关，执法人员一般很难发现；二是情节恶劣，此类行为往往伴随高收费和欺诈行为，患者认为可以付出比在医疗机构中更少的费用得到医疗美容服务，但结果往往是冒着更大的风险同时，被收取了更高的费用；三是后果严重，因非医疗机构不具备相关消毒隔离环境和设施且手术中的药械、药品也往往来路不明，术中容

易发生感染等情况，给患者造成伤害。

2. 某市卫生行政部门近年来大力推行大要案专案制度，在一段时间内集中全市的优势资源组成专案队伍，侦破大要案。从专案讨论到与相关辖区卫生行政部门联合行动、与公安部门协调配合，虽然本案违法行为和涉案人员具有较强的隐蔽性，调查取证工作难度较大，但通过成立专案组，在较短的时间内完成了案件的调查取证工作，并在相关省市配合下，吊销了张某的《医师执业证书》。

【思考建议】

1. 对于个人无证行医行为，虽然《中华人民共和国执业医师法》和《医疗机构管理条例》都有规定，但两者针对的管理对象以及所承担法律责任均有不同，前者重点规范执业医师的个人行为，且所承担的法律责任较后者更为严重。笔者认为，本案当事人是一名执业医师，对于相关法律法规理应较常人更为清楚，当事人实施该违法行为存在主观故意，且实施时间长、人数多，应适用《中华人民共和国执业医师法》追究其法律责任。

2. 对于《中华人民共和国执业医师法》第三十七条、第三十九条适用问题，第三十九条规定："未经批准擅自开办医疗机构行医或者非医师行医的，由县级以上人民政府卫生行政部门予以取缔，没收其违法所得及其药品、器械，并处十万元以下的罚款；对医师吊销其执业证书，给患者造成损害的，依法承担赔偿责任；构成犯罪的，依法追究刑事责任。"此条款主要针对实施两种无证行医行为应当承担的法律责任。相比而言《中华人民共和国执业医师法》第三十七条主要是规范医师在医疗机构内的执业活动中。虽然有人认为本案应该可以按照《中华人民共和国执业医师法》第三十七条进行处罚。但笔者认为，本案中当事人的违法行为按照第三十九条处罚更符合《执业医师法》的立法本意。

3. 本案在办理过程中，当事人将其《医师执业证书》变更回家乡某省一医疗机构，在案件办理过程中得到某省卫生行政部门的大力配合，吊销了当事人的《医师执业证书》，也成为本案的亮点之一。本案也提醒卫生监督执法人员，在今后办理类似案件时要做好防范，防止涉嫌违法、违规医师在案件办理过程中进行执业变更，逃避法律的制裁。

二十六、某美容有限公司未取得
《医疗机构执业许可证》擅自执业案

【案情介绍】

2013 年 3 月 8 日，某区卫生局接到市民投诉，反映其在辖区内的某美容有限公司所属的美容店接受脱毛服务，被疑似激光类仪器照射后，造成手臂皮肤灼伤。某区卫生局随即组织卫生监督员赴现场进行监督检查，发现该场所为取得《公共场所卫生许可证》的生活美容场所，但并未取得《医疗机构执业许可证》。在该公司经营场地放置有光学美容仪器，现场从业人员马某、刘某自述使用该仪器为顾客进行脱毛美容服务，上述两人均没有卫生技术人员相关资质证书。该区卫生局认为该公司的上述行为已涉嫌违反了《医疗机构管理条例》第二十四条的规定，遂对其立案调查，并责令其立即停止执业活动，对现场发现的物品进行证据先行登记保存，并随即展开进一步调查取证工作。

经过调查发现，该公司在 2010 年 9 月至 2013 年 3 月间，未取得《医疗机构执业许可证》以强脉冲光（IPL）照射，达到破坏毛囊根部促使毛发不再生长或减缓生长的医疗美容手段为顾客开展脱毛服务，且从事医疗美容脱毛服务的人员均为非卫生技术专业人员。2010 年 9 月至 2013 年 3 月期间该公司以医疗美容手段开展脱毛服务共计违法所得 221874.32 元。

根据违法事实和情节，经该区卫生局案件审理委员会讨论，认定该公司违反了《医疗机构管理条例》第二十四条的规定，依据《医疗机构管理条例》第四十四条、《医疗机构管理条例实施细则》第七十七条第（二）项、第（三）项的规定，应当给予其没收违法所得人民币 221874.32 元，罚款人民币 8000 元的行政处罚。

【案件评析】

1. 该案是近年来该区打击生活美容场所内无证医疗美容行为的重大案例，涉案金额为历年来最高，且为通过专家鉴定认定强脉冲光（IPL）治疗方式的首案，具有重要的借鉴意义。作为一起采取强脉冲光（IPL）治疗方式进行脱毛的非法医疗美容案件，在案件调查过程中，为了明确界定其行为性质，该区卫生局召集了该市医疗美容的专家进行专题讨论，其鉴定意见既对本案的成功查办起到了较为关键的作用，也为后续查办同类案件提供了佐证，本案顺利办理后，该区卫生局又查处同类案件 6 件，罚没金额近 6 万元。

2. 本案承办人员在调查该公司的违法所得时并不是简单的听取、采纳该公司口述或以总收入计算，而是要求该公司提供了年度纳税申报表，根据纳税表中所罗列的各项收入情况，逐项分析，综合考量、最终认定该公司的违法所得，通过这种合理、合法的认定方式，该公司法务人员对此心服口服，并积极配合后续调查工作，有效地提高了案件查办效率。

3. 鉴于生活美容行业的特点，为了适应顾客需求，抢占市场份额，其美容手段和技术仪器必然不断更新。但在这一过程中，不良商家往往会在利益驱使下，以开展生活美容为幌子，违法违规使用医疗美容仪器，以达到招揽顾客的目的。而这些对人体组织具有一定侵入性的医疗美容仪器，在操作中很可能对人体组织产生损伤，甚至导致美容变成毁容的悲剧发生。本案在该市媒体曝光后，使社会公众了解到卫生行政部门打击此类非法行医行为的决心，也对抱有侥幸心理的不良商家起到了巨大的威慑和警示效应。

【思考建议】

该案主体认定准确，事实调查清楚，证据确凿充分，程序合法，裁量适当，但笔者也认为在该案案卷中存在一些值得商榷和改进之处：

1. 以专家鉴定的形式，认定医疗美容行为，虽然不失为一种有效的方法，但仍可能存在一定风险，特别是专家鉴定的书面意见尽量不要列为行政处罚的主要定案依据。如果将案件情况和专家鉴定意见，形成书面请示，上报国家卫生计生行政部门申请批复，应更为稳妥。

2. 该公司实际操作仪器的从业人员均为非卫生技术人员，可适用《中华人民共和国执业医师法》进行行政处罚，打击非法行医行为。

二十七、某门诊部诊疗活动超出登记范围案

【案情介绍】

2013 年 4 月 22 日，某区卫生行政部门接到匿名来信，举报某门诊部非法从事干细胞美容及疾病治疗活动，要求卫生行政部门严厉查处。

2013 年 4 月 24 日，卫生监督员对某门诊部进行监督检查。现场发现该机构的《医疗机构执业许可证》核准的诊疗科目为内科、外科、儿科、医疗美容科等，没有核准干细胞治疗技术，该门诊部内 2 名患者正在接受输液，医师在岗。检查中还发现，"某门诊部健康体检表" 3 张，其中 1 张身份证号码为 "450220-2"、现病史栏为 "肾衰、高血液、糖尿病"、治疗 "iv 2 亿"；1 张身份证号码为 "580519-2"、现病史栏为 "类风湿性关节炎"、治疗 "iv 2 亿，脚踝 0.5 亿"；1 张身份证号码为 "661110-2"、现病史栏为 "类风湿性关节炎"、治疗 "iv 2 亿，膝关节 0.5 亿，肩肌 0.5 亿"，三份体检表的签名均为 "朴敏"。查见盛有透明液态物质（干细胞制剂）的针筒 5 支。

经调查，在该门诊部接受干细胞注射治疗的患者均为韩国人，由于韩国政府禁止干细胞注射治疗，故上述患者在韩国医院预先提取自体血清，在实验室加工成干细胞制剂后，通过韩国首尔航空旅行社组织，集体携带入境至该门诊部，由中国医师将自体干细胞制剂注射到患者的关节、颈椎、静脉等处，以达到治疗肾衰、高血压、糖尿病、类风湿性关节炎等相关疾病的目的。该门诊部违反了《医疗技术临床应用管理办法》的相关规定，未经卫生行政部门审定并办理诊疗科目项下的医疗技术登记，擅自在临床应用第三类医疗技术（干细胞治疗技术）。

某区卫生行政部门依据卫生部《医疗技术临床应用管理办法》第四十八条规定："未经医疗机构诊疗科目项下医疗技术登记擅自在临床应用医疗技术的，由卫生行政部门按照《医疗机构管理条例》第四十七条的规定给予处罚。"对该门诊部 "诊疗活动超出登记范围" 的违法行为，作出 "警告，罚款人民币贰仟玖佰元整" 的行政处罚。

同时，对于韩国首尔航空旅行社携带干细胞生物制剂入境的情况，移送某市出入境检验检疫局进行查处。

【案件评析】

1. 违法行为社会危害性大，后果严重，案件查处有一定的社会影响力。某门诊部未经

卫生行政部门核准擅自将他国政府明令禁止的干细胞注射治疗技术带至我国境内并对外国患者实施，一旦造成后果，将造成不良的社会影响。对该门诊部"诊疗活动超出登记范围"的违法行为给予处罚，一方面体现了卫生行政部门依法履职，对违法行为进行严厉查处；另一方面也给其他正在从事或准备从事相同违法行为的单位敲响了警钟，起到了警示作用。

2. 该案违法主体认定正确，取证充分、证据链完整。在 2013 年 4 月 24 日，对该门诊部进行监督检查时有 2 名韩国患者正在接受输液。由于语言障碍，无法由患者的证人证言来认定医疗机构的违法违规行为。所以现场的取证异常重要。根据现场的书证、物证以及医生的证人证言之间形成有效的证据链，使门诊部负责人无从辩解，最终承认所有的违法事实。

3. 自体细胞治疗技术的认定。本案中，医疗机构使用的是患者自体体细胞干细胞进行治疗，对该技术是否属于第三类医疗技术，存在疑问。因为，卫生部公布的《首批允许临床应用的第三类医疗技术目录》（卫办医政发〔2009〕84 号），包括 18 项技术，其中涉及脐带血干细胞治疗技术、造血干细胞治疗技术，并未明确提及体细胞干细胞治疗技术。通过合议及召开专题讨论会，最后认为根据现行的《医疗技术临床应用管理办法》（卫医政发〔2009〕18 号），附件中《第三类医疗技术目录》包括四种，其中提到"一、涉及重大伦理问题，安全性、有效性尚需经规范的临床试验研究进一步验证的医疗技术：克隆治疗技术、自体干细胞和免疫细胞治疗技术……"作为现行的规范医疗技术临床应用的管理办法，该办法具有权威指导意义，将本案涉及的自体体细胞干细胞治疗技术作为第三类医疗技术有法律依据。

【思考建议】

笔者认为，该案办理过程中还有一些不足或值得商榷之处。

1. 本案未对医师个人实施行政处罚，是因为《医疗技术临床应用管理办法》没有对医师从事第二、三类医疗技术的处罚有明确规定，对内科医师为患者进行局部注射治疗的行为为是否为超出执业范围不能明确界定。呼吁上级卫生行政部门能进一步明确相关的处理和违法认定原则。

2. 本案没有证人（患者）证言，在案件调查中，卫生监督员与韩国患者取得联系，由于语言障碍及抵触情绪，最终没有得到患者理解和配合，进行调查取证。这也提示我们，在调查前，应当针对案件特点，做好充分准备以避免类似状况发生。

3. 本案使用进口的未经艾滋病检测的血液制品、细胞的行为，也可以考虑对当事人按照《艾滋病防治条例》的相关规定予以处理。

二十八、某医师违反规章制度造成严重后果案

【案情介绍】

2013 年 8 月 8 日，某卫生局卫生监督员在对辖区内某医院监督管理中发现患者邱某某和某医院的《医疗损害鉴定意见书》、《某人民法院民事判决书》及邱某某的相关病历资料。经询问后得知 2011 年 12 月 20 日，患者邱某某因"气促 10 天伴水肿"就诊并入院治疗。入院诊断为①高血压病，高血压性心脏病，心律失常，室早，全心功能不全；②肺部感染；③2 型糖尿病，慢性肾功能不全；④高脂血症。入院后完善相关检查，予抗炎、活血、抗凝、控制血压、血糖、利尿等治疗。2012 年 1 月 14 日，患者出现精神萎，胃纳欠佳，咳痰不畅，有腹胀，恶心，中上腹不适等，某医院告知家属患者基础疾病较多，年龄大，建议转院，家属商量后决定转上级医院进一步就诊，当晚出院回家。1 月 15 日，家人送患者至另一医院急诊，经检查后考虑为弥漫性腹膜炎，1 月 16 日收治入院。当日急诊全麻下行剖腹探查+阑尾切除+复杂性粘连松解+腹腔、盆腔引流术，术中诊断：急性弥漫性腹膜炎，急性坏疽性阑尾炎伴穿孔，阑尾周围脓肿，胆囊结石，肝硬化腹水。术后转入 ICU 并予以抗感染、支持治疗。其后患者病情逐渐恶化，多脏器衰竭。1 月 22 日，患者家属放弃抢救治疗出院，出院后患者即死于家中。家属认为患者的死亡是某医院的医疗过错导致的，因此，与某医院发生了医疗纠纷并向人民法院提起了民事诉讼。经医疗损害鉴定某医院对患者邱某某构成医疗损害，某医院在医疗活动中存转院不规范的医疗过错，与患者邱某某的死亡存在一定的因果关系。法院采信了鉴定意见，并就该案作出判决。

卫生监督员根据《医疗损害鉴定意见书》中专家的分析意见，进一步调查发现，邱某某床位医师葛某某在病程录中记录了建议患者转院，家属也同意转院，但未见由科内讨论或由科主任提出及提前与转入医院联系的记录。询问医师葛某某对"建议转院，家属同意转院，但未见由科内讨论或由科主任提出及提前与转入医院联系的记录"这一事实无异议，对《医疗损害鉴定意见书》和《民事判决书》无异议。医师葛某某未按规定执行《医院工作制度与人员岗位职责》中《转院、转科制度》，上述行为已涉嫌违反了《中华人民共和国执业医师法》第二十二条第（一）项的规定，遂于 2013 年 8 月 8 日检查当日对该案进行立案。

根据违法事实和情节，该卫生局经合议后，认定当事人葛某某的行为违反了《中华人民共和国执业医师法》第二十二条第（一）项的规定，依据《中华人民共和国执业医师

法》第三十七条第（一）项的规定给予"警告"的行政处罚。

按法定程序于2013年9月2日、2013年9月23日分别向当事人送达了《行政处罚事先告知书》和《行政处罚决定书》。当事人在规定时间内未申请行政复议，也未提起行政诉讼，当事人自觉履行处罚决定，于2013年9月29日顺利结案。

【案件评析】

1. 法律适用有别于医疗事故。《医疗事故处理条例》中对"医疗事故案"的行政处罚有明确的规定。《侵权责任法》实施后，很多医疗纠纷起诉人民法院后被认定为"医疗损害"，判决医疗机构给予患方经济赔偿。在这些案例中有些后果严重，社会影响较大，当事医务人员在医疗过程中确实存在着违法违规行为，赔偿数额较大。由于"医疗损害案"在行政法律的适用上无明确规定，对于存在过失特别是违法违规的医疗机构及人员得不到应有的处罚，不利于使其引以为戒并采取有力的整改措施，阻碍了医疗机构的健康发展，也扰乱了正常的医疗卫生秩序。《中华人民共和国执业医师法》第二十二条第（一）项规定了医师在执业活动中应履行的义务，第三十七条第（一）第（二）项规定了医师在执业活动中违规并造成严重后果应承担的法律责任，故"医疗损害案"中的涉案医生只要违反法律法规规章以及技术操作规范的，应当适用《中华人民共和国执业医师法》予以处理。

2. 证据的使用有别于医疗事故。在"医疗事故案"的处罚中，医学会的《医疗事故技术鉴定书》作为主要证据使用，但在"医疗损害案"的处罚中，医学会或者其他鉴定机构的《医疗损害鉴定意见书》既可以作为一般证据使用，也可以作为调查取证的线索，卫生监督员应当搜集如规章制度、操作技术规范、法院的判决书或者裁定书等更多的证据作为行政案件的定案依据。

3. 处罚主体认定有别于医疗事故。《医疗事故处理条例》中明确规定了对发生医疗事故的医疗机构和医务人员给予处罚，但在对"医疗损害"处罚中对医疗机构的违法事实不能认定，只能对涉案医务人员进行处罚。对医疗损害的案件的处罚，相关法律法规还没有直接对处罚作出规定，也不能套用《医疗事故处理条例》规定予以处罚。医疗损害案中的违法行为涉及医疗过程的各环节，而且由于医学的科学性、技术性、专业性，增加了调查取证的难度，对卫生监督员的业务技能是一种新的挑战。

4. 启动医疗损害案处罚程序可以提高医务人员的危机意识，使医务人员牢记依法执业，规范操作的重要性；可以增强医疗机构管理人员依法管理医院的观念；可以促进卫生监督员自觉、主动学习的积极性；也为今后对自行协商赔偿事件的行政处罚奠定了良好的基础。

【思考建议】

1. 健全政策法规、完善制度。随着患者维权的意识不断加强，向法院主张自己的权利、法院委托医学会做医疗损害鉴定是一个大趋势。本案例的处罚依据是《中华人民共和国执业医师法》，但是只有对"造成严重后果"的才能立案，对于如何界定"造成严重后果"，却没有统一的司法解释。医疗损害的案件将趋于增多，建议国家出台针对"医疗损害"案件的法律法规，避免出现大额赔偿后却不能对涉案的医疗机构及医务人员处罚的困局。

可以参考《最高人民检察院、公安部关于公安机关管辖的刑事案件立案追诉标准的规定（一）》（公通字［2008］36号）第五十六条规定：

（一）特殊主体：医务人员

（二）具有下列情形之一的，属于"严重不负责任"：

1. 擅离职守的。

2. 无正当理由拒绝对危急就诊人实行必要的医疗救治的。

3. 未经批准擅自开展试验性治疗的。

4. 严重违反查对、复核制度的。

5. 使用未经批准使用的药品、消毒药剂、医疗器械的。

6. 严重违反国家法律法规及有明确规定的诊疗技术规范、常规的。

7. 其他严重不负责任的情形。

（三）"严重损害就诊人身体健康"，是指造成就诊人严重残疾、重伤、感染艾滋病、病毒性肝炎等难以治愈的疾病或者其他严重损害就诊人身体健康的后果。

1. 教育培训、提高素质。卫生法律法规、规章制度、技术操作规范数量多，而且专业性强。这就需要不断学习，一是卫生监督员要自我学习，了解卫生法律法规等的规定，知道违法行为违反的制度是什么。二是医务人员要主动学习卫生法律法规、规章制度、诊疗和护理技术操作规范，要规范执业、依法执业。

2. 加强监管、正确履职。随着《侵权责任法》的实施，患方为了维护自己的权益，更多寻求民事损害赔偿而不进行医疗事故技术鉴定，而医疗机构在发生医疗纠纷后，通常采取息事宁人、花钱消灾的方式解决，也不原意医疗事故技术鉴定，因为一旦被认定为医疗事故后，医疗机构和医务人员就会被卫生行政部门追究行政责任，对其带来更加不利的后果。在这种情况下，要求我们在医疗服务监督中要以医疗损害案为监管切入点，加强对医疗机构以及医务人员的监管，依法追究医疗损害案中的违法违规医务人员责任，正确履行好医疗服务的监管职责。

二十九、某医院使用非卫生技术人员
从事医疗卫生技术工作案

【案情介绍】

2012 年 7 月 23 日，接某市公安局治安警察支队关于对某医院有限公司依法行政处罚的建议函，反映某医院涉嫌使用非卫生技术人员、出租承包科室、超范围经营以及糖尿病门诊销售假药"调降丸"。据此，某市卫生局于 2012 年 7 月 24 日对某医院进行了现场检查，并于当日立案，后经为期四个多月的调查最终证实事实如下：①该医院口腔科朱某、涂某 2 人均尚未取得医师资格证书，但却独立从事临床工作；②该医院药房工作人员魏某、李某 2 人均尚未取得药师（士）资格，却从事处方的调剂、核对、发药工作；③该医院四名中医科医生（单某、洪某、蒋某、李某）执业地点均未注册在该医院，但却均开具了该医院的处方；④该医院医师冯某执业范围为外科专业，却从事本专业以外（皮肤病专业）的诊疗活动；⑤该医院开展糖尿病门诊，糖尿病属于内分泌专业疾病，内分泌专业是内科下属的二级科目，该医院《医疗机构执业许可证》核准诊疗科目中含有普通内科，因此不属超范围诊疗；⑥2007 年 12 月 28 日，该医院与姚某签订了合作经营协议，将内科糖尿病门诊承包给姚某经营，期限为 2008 年 1 月 16 日至 2009 年 1 月 15 日，之后未续签，按惯例承包一直延续至 2011 年 10 月（姚某离开某医院）；2008 年 3 月 6 日，姚某的医师执业地点变更注册到该医院；2008 年 3 月 8 日，该医院聘用姚某为内科住院医师；2009 年 9 月 28 日，该医院与姚某签订了全日制劳动合同书（期限为 2009 年 10 月 1 日至 2011 年 9 月 30 日）；按照《卫生部关于对非法采供血和单采血浆、非法行医专项整治工作中有关法律适用问题的批复（卫政法发〔2004〕224 号）》，医疗机构将科室或者房屋承包、出租给非本医疗机构人员或者其他机构并以本医疗机构名义开展诊疗活动的，按照《医疗机构管理条例》第四十六条规定予以处罚；《卫生部关于认定非本医疗机构人员的批复（卫政法发〔2006〕496号）》规定："不属于本医疗机构在册人员，或者与本医疗机构之间未形成聘用关系的人员，应认定为非本医疗机构的人员"；姚某自 2008 年 3 月 6 日开始，医师执业地点注册至该医院，并于 3 月 8 日与医院之间形成聘用关系，因此，不能认定为"非本医疗机构人员"，不能按《医疗机构管理条例》第四十六条对该医院予以处罚；而对 2008 年 1 月 16 日至 2008 年 3 月 5 日期间，因姚某不属于该医院在册人员且未与医院形成聘用关系，故可认定为"非本医疗机构人员"，可按照《医疗机构管理条例》第四十六条对该医院予以处罚，但是依据《中华人民共和国行政处罚法》第二十九条（违法行为在 2 年内未被发现的，不再给予行政处罚）的规定，该违法行为截至案发（2012 年 7 月 24 日）已超过 2 年，因此不予行政处罚。⑦糖尿病门诊医生姚某在该医院销售"调降丸"，未经过该医院药学部门进行药品采购供应，属私下销售"调降丸"。

　　期间，经某省卫生厅批准延长办案时限，2012 年 12 月 7 日，某市卫生局对某医院送达了《行政处罚事先告知书》，依法给予该医院"警告、处 3000 元罚款并吊销《医疗机构执业许可证》"的行政处罚，当事人拒绝签收，某市卫生局采用了留置送达。2012 年 12 月 10 日，当事人进行陈述申辩并提出听证申请，12 月 21 日，某市卫生局组织了公开听证。12 月 24 日，某市卫生局对该医院作出"警告、处 3000 元罚款并吊销《医疗机构执业许可证》"的处罚决定，并于当日对该医院法定代表人进行了约谈。2013 年 2 月 20 日，该医院向某市人民政府提出了行政复议申请，4 月 1 日，某市人民政府作出维持某市卫生局行政处罚决定的复议决定。4 月 18 日，该医院向某市某区人民法院起诉，经一审，6 月 9 日，某市某区人民法院作出行政判决，驳回该医院要求撤销某市卫生局行政处罚决定的请求。6 月 25 日，该医院向某市中级人民法院上诉，8 月 2 日，某市中级人民法院作出二审判决，驳回上诉，维持原判。2013 年 2 月 20 日，该医院依法向银行缴纳了罚款，处罚决定做出后，某市卫生局先后于 2012 年 12 月 28 日、2013 年 4 月 10 日和 2013 年 8 月 2 日 3 次进行回访，证实该医院确实依法履行了停止执业的处罚决定。2013 年 9 月 24 日，该案结案。

【案件评析】

　　本案是一起医院被吊销《医疗机构执业许可证》的典型案例，整个案件从执法主体、处罚程序、违法事实、法律依据和自由裁量上都做得准确适当，案情调查历经 5 个月，时间跨度一年多，案卷材料共计 371 页。本案在程序上经过了受理、立案、申请延长、陈述申辩、听证、送达、约谈、复议、一审、二审、回访等，基本涵盖了卫生行政处罚的所有程序；在违法事实的认定上证据也较为完备，很好地固定了主要违法事实；在法律适用上条款的选择也相当精准，环环相扣；在处罚的裁量上，考量准确，作出的处罚决定合情合法。下面就本案的几个具体环节和关键点进行详细的评析：

（一）关于行政违法行为的追溯期

　　当事人在听证中提出口腔科尚未取得医师资格证书的医学院校毕业生涂某虽然独立从事口腔科诊疗，但医院已于本年 6 月将涂某辞退，该违法行为在检查之前已经纠正，因此不应该进行行政处罚。《中华人民共和国行政处罚法》第二十九条规定："违法行为在二年内未被发现的，不再给予行政处罚"，当事人使用未取得医师资格的医学院校毕业生涂某独立从事口腔科诊疗活动的违法行为一直持续至 2012 年 6 月，因此，该违法行为是在法定的行政处罚追溯期内。《中华人民共和国行政处罚法》规定，违法行为追溯期限的计算从违法行为发生之日起计算，违法行为有连续或者继续状态的，应该从终了之日起计算。

（二）关于案件办理期限的计算

在本案的行政诉讼（二审）阶段，当事人提出本案于 2012 年 7 月 24 日立案，于 2012 年 12 月 24 日作出处罚决定，超出了法定期限。《卫生行政处罚程序》第二十九条第一款规定："卫生行政机关应当自立案之日起三个月内作出行政处罚决定"，很多人认为"自立案之日起三个月内"就应当从立案当日起算，加上申请延长的两个月，本案最后作出行政处罚决定的截止日期应该是 12 月 23 日，其实不然，关于日期的法定计算方法是有相关规定的，《中华人民共和国民事诉讼法》第七十五条第二款规定："期间以时、日、月、年计算。期间开始的时和日，不计算在期间内。"《最高人民法院关于执行〈中华人民共和国行政诉讼法〉若干问题的解释》"人民法院审理行政案件，除依照行政诉讼法和本解释外，可以参照民事诉讼的有关规定。"据此，本案于 7 月 24 日立案，期间实际的起算应从 7 月 25 日开始，共计五个月的办案期限，最后作出行政处罚决定的截止日期应该是 12 月 24 日。按照《某省卫生系统延长行政处罚办案时间的规定》，申请延长办案时间最长可以三个月，本案只申请延长了两个月，今后对办理此类复杂案件时，还是应该申请足够的延长期限以保证案件的顺利完成和程序的时效性。

（三）关于民营医疗机构主体认定

在本案办理过程中，有人提出对民营医疗机构卫生行政处罚的主体究竟应该是某某医院还是某某有限公司。理由在于：①《医疗机构管理条例》规定："医疗机构执业，必须登记领取《医疗机构执业许可证》，未取得《医疗机构执业许可证》，不得开展诊疗活动"，因此，《医疗机构执业许可证》是医疗机构执业标志性文件，是医疗机构合法存在的法定依据，自然也是法律责任主体认定的依据；②《医疗机构管理条例》规定："设置医疗机构，必须经卫生行政部门审查批准，取得设置医疗机构批准书，方可向有关部门办理其他手续"，从许可程序上，卫生行政部门的许可是前置许可；《医疗机构管理条例》和《医疗机构管理条例实施细则》规定："医疗机构执业登记事项包括名称、法定代表人、所有制形式、注册资金等内容，医疗机构变更名称、地址、法定代表人或者主要负责人、所有制形式、注册资金、诊疗科目等，必须向登记机关申请办理变更登记"；因此，名称是医疗机构在卫生行政部门核准登记的主要事项之一。笔者认为卫生行政部门对医疗机构实施行政处罚，无论是非营利性医疗机构还是营利性医疗机构，认定的主体都应该是"某某医院"，而非"某某有限公司"。

【思考建议】

（一）文书送达

本案在送达《行政处罚事先告知书》时，因当事人拒绝签收，执法人员邀请当事人所在社区工作人员进行了现场见证，说明情况后由执法人员、见证人共同在文书上签名，进行了留置送达，并对送达现场进行了拍照和全程录音。之后，执法人员又将《行政处罚事先告知书》的具体内容对当事人法定代表人进行了电话告知并录音；在当事人法定代表人陈述申辩时，执法人员又进一步确认了《行政处罚事先告知书》送达知晓情况，对方无异议并对《行政处罚事先告知书》内容进行了陈述申辩。（不足之处是没有同时下发《听证告知书》或告之听证权利的文字性通知）

（二）卫生监督约谈

本案执法人员在送达当事人《卫生行政处罚决定书》之后，随即对当事人法定代表人唐某进行了卫生监督约谈，告知其在收到《卫生行政处罚决定书》之后依法应当履行的义务和享有的权利，告知其在医疗机构被吊销《医疗机构执业许可证》之后应当立即停止一切诊疗活动，否则将按照《医疗机构管理条例》第四十四条规定对其进行相应的处理。这是本案的一个创新之处和人性化的做法，对于强化卫生监督执法工作、宣传和警示管理相对人、消除和避免不良后果的发生起到了非常重要的作用。

（三）行政处罚后的回访

本案执法人员在《行政处罚决定书》送达后、某市人民政府行政复议决定做出后和某市中级人民法院二审行政判决作出后先后分三次对某医院进行了回访，并拍摄了现场照片存案，证实某医院的确履行了相关的处罚决定。

三十、某公司未取得《医疗机构执业许可证》
擅自执业案

【案情介绍】

2013 年 4 月 15 日，某市卫生局卫生监督员在位于该市凯旋花园 14 幢 308 室、309 室的某美容服务有限公司检查时发现该公司在其营业场所大厅内摆放两幅载明射频治疗原理的宣传广告牌并拍照，在两间营业用房内发现"slimager"射频治疗仪两台并进行登记保存。取得印有该公司抬头的射频顾客资料登记表 11 张、"会所日营业报表"9 张。现场检查笔录记载以上情况。2013 年 4 月 15 日、22 日分别对该公司店长赵某进行询问调查确认：①该公司开展射频美容服务项目，王某等 6 名顾客在该公司接受射频美容服务，该公司收取相关费用为 16.6 万元；②该公司姚某某等 10 名工作人员未取得健康合格证给顾客提供生活美容服务。2013 年 4 月 22 日、23 日分别对该公司总经理钱某进行询问调查并确认赵某为该公司店长，该公司自 2012 年 1 月 1 日起开展射频美容服务项目为 6 名顾客提供了射频美容服务，实际收费为 16.6 万元。2013 年 5 月 6 日对该公司法定代表人张某进行询问调查确认钱某某为该公司总经理，赵某某为该公司店长。

经反复调查取证后，某市卫生局认为该公司开展射频美容服务项目的行为，违反了《医疗机构管理条例》第二十四条、《医疗美容服务管理办法》第二十四条的规定，安排未取得健康证明的人员为顾客服务的行为，违反了《公共场所卫生管理条例》第七条的规定，依据《医疗机构管理条例》第四十四条、《医疗美容服务管理办法》第三十条及《公共场所卫生管理条例》第十四条第一款第二项、《公共场所卫生管理条例实施细则》第三十八条的规定，应当给予行政处罚。6 月 19 日某市卫生局向该公司送达了行政处罚听证告知书，明确告知拟对其作出行政处罚的法律依据、种类和幅度，以及其依法享有的申请举行听证的权利。该公司于 6 月 20 日提出了听证申请，7 月 4 日某市卫生局向该公司送达了听证通知，7 月 11 日组织召开了听证会，就案件程序证据、事实依据等内容，由该公司代表与案件承办人员分别进行了陈述，充分表达观点。在充分听取意见后，经分析审议，在履行严格的审批程序后，2013 年 8 月 15 日，某市卫生局依法对该公司作出：没收违法所得 16.6 万元、没收登记保存的"slimager 射频治疗仪"两台、罚款 1 万元的行政处罚决定，并送达该公司。

2013 年 11 月 14 日该公司不服某市卫生局卫生行政处罚向某区人民法院提起行政诉讼。

法院立案受理后，12 月 17 日公开开庭进行审理，2014 年 1 月 29 日作出判决，认为被诉行政处罚主要事实清楚，证据确凿充分，符合法定程序，量罚适当，适用法律正确。驳回该公司诉讼请求。

【案例评析】

（一）案件情况分析

第一，本案违法主体认定准确。市卫生局现场检查的地点是某公司，当场作出的现场检查笔录中对此予以记载，该公司法定代表人张某签字认可。认定某公司的行为是其所为，事实清楚，证据充分。该公司以张某兼任另一美容中心法定代表人为由，否认张某以该公司名义作出的行为，纯属无端混淆，企图逃避原告所应承担的法律责任。

第二，某公司从事了射频美容行为。从以下几个方面分析，足以认定某公司客观上从事了射频美容行为。一，该公司在其营业场所内摆放宣传广告，清楚表明了其向顾客提供射频美容服务项目。广告中所描述的治疗原理符合射频美容利用特定频率的射频波进行美容的特征。二，该公司工作人员的陈述及相关营业记录等书证也清楚地反映了其向顾客提供射频美容服务的行为。三，该公司所使用的"slimager"仪器的工作原理、利用特定频率的射频波均符合射频治疗的特征。而以上行为都是该公司的自主行为，充分说明其从事射频美容的主观故意。

第三，某公司对被没收仪器享有所有权。一，所没收仪器是在该公司经营场所发现。二，该公司法定代表人张某在行政处罚听证过程中认可仪器系该公司购进，对两台仪器的权属问题没有提出异议。三，该公司未提供任何证据证明仪器为他人所有，查处至今也从未有任何单位和个人向市卫生局主张过权利。故市卫生局在没有相反证据证明的情况下，将仪器这种动产的占有者，也即该公司认定为所有权人并无不当。市卫生局处罚的是某公司未取得医疗美容许可而从事射频医疗美容的行为。该行为的认定是根据某公司的客观行为表现和主观违法故意等违法要件综合判断。从该公司的宣传行为、营业记录、所使用仪器的特征均不难看出，无论是在主观上还是在客观上，该公司都存在向顾客提供射频美容的故意和行为。在该公司现场发现的从事射频美容的工具，并非认定违法行为的唯一证据。市卫生局在依法收集相关证据的基础上，运用医学专业知识，结合医疗美容行业中射频美容的执法实践，认定该公司提供属于医疗美容项目的射频美容服务，事实清楚，证据充分。该公司提出的只有通过鉴定手段确认所用仪器为射频治疗仪才能认定其从事射频美容的主张不成立。该公司所述夸大宣传也许在美容行业的确常见，但虚假宣传本身即为非法经营行为，不为我国法律所认可，更不能成为违法行为免责的正当理由。如果允许对外宣传为射频美容，一旦被查处，则以实质上不具有射频美容功能而免受处罚，无异于要求行政执法机关放纵美容行业虚假宣传、谋求暴利的非法经营行为，且如果允许这种名不符实的行为存在，也会导致消费者丧失对社会上形形色色美容服务是否得到行业许可的判断标准，不利于规范美容行业，保护人们的身体健康和安全。

（二）市卫生局胜诉原因分析

第一，行政案件调查过程中市卫生局收集了大量相互关联的重要证据，在现场没有顾客接受射频治疗以及无法对查封的两台仪器进行鉴定的情况下，足以通过掌握的证据证明某公司开展射频美容治疗的事实，这是市卫生局胜诉的关键。

第二，虽然某公司开展射频美容的实际涉案金额达 100 万之多，但根据调查取证掌握的证据，能够确认的具体数额为 16.6 万元，在对其余违法所得无法进一步调查的情况下，准确认定具体数额，宁小勿大，对违法所得的顺利没收起到了关键作用。某公司虽然实行"充 1 送 1"的消费方式，并不能证明本案的违法所得的金额就应当减半。射频记录中对王某等顾客的充值情况写明"充 6 万送 6 万"或"充 3 万送 3 万"，与店长赵某的询问笔录和清单所表述相吻合，充分证明了 24 万是王某等 6 名顾客实际充值的数额。该 6 名顾客已消费 16.6 万元，总缴费额小于被告认定的违法所得的数额，而且每位顾客的实际消费的数额均小于该顾客充值数额，没有超过原告收取顾客的金额。所以确认某公司的非法所得为16.6 万元并无不当。

（三）适用法律准确且量罚适当

我国对医疗美容实施许可制度，医疗美容必须在具有《医疗机构执业许可证》的美容医疗机构或开设医疗美容科室的医疗机构中由具有相应医疗、护理执业资格的人员进行。从医疗美容的定义可以看出，医疗美容具有创伤性或者侵入性的特征，属于直接关系到人身健康的特定活动。对医疗美容实行许可制度，其意义在于保护人民群众的身体健康，避免人们在不符合医疗条件的美容机构接受有创伤性或者侵入性美容服务造成各种有形或无形的身体伤害。某公司在没有取得医疗美容执业资格的情况下，实施射频治疗这一医疗美容服务项目，违反了法律禁止性规定，扰乱了美容行业管理秩序，社会危害性明显，理应收到行政处罚。

《医疗机构管理条例》对某公司实施的违法行为明确规定了没收非法所得和器械，并可根据情节处以 1 万元以下的罚款的规定，市卫生局对没收非法所得和器械并无自由裁量权，故依照法律规定作出没收非法所得 16.6 万元以及两台涉案仪器的行政处罚，符合法律规定。对某公司的两个违法行为合并作出罚款 1 万元的处罚决定，在法律规定的处罚幅度内，并无不当。

（四）应诉过程中市卫生局成立了专门工作组并进行详细分工，主动应诉，也是其胜诉的重要原因之一

1. 主动收集并及时向法庭提供有针对性的补充证据。2013 年 12 月 11 日和 17 日市卫生局根据法庭质证阶段原告提出的处罚主体错误等问题向法庭进一步提供以下补充证据：①原告公司和另一美容中心的工商注册信息；②某翻译有限公司《企业法人营业执照》副本复印件，英文版射频美容仪器证书及其中文版译文；③北京某有限公司的《企业法人营

业执照》，北京市药品监督管理局颁发的《医疗器械生产企业许可证》、京药械（准）字2009 第××号《医疗器械注册证》、医疗器械注册登记表，"slimager" 射频治疗机能量检测记录单、"slimager" 射频仪照片和产品介绍；④全国高等学校教材《职业卫生与职业医学》和相关文献。

补充证据①证明虽然两个单位的法定代表人同为张某，但市卫生局执法检查的地点是原告公司 308 室、309 室，违法行为人是某公司。补充证据②证明本案中查封的两台仪器为射频美容仪器。补充证据③证明某公司使用的射频治疗仪与正规医疗美容医院使用的同类产品超短波治疗仪的工作频率、工作原理完全相同，仪器的外观也高度相似。补充证据④证明根据医学专业知识，工作频率为 40.68MHz 射频热疗属于甚高频，在临床上还用于恶性消化道肿瘤的联合治疗。

补充证据①系针对某公司在诉讼过程中提出的违法对象错误所举证据，因某公司在市卫生局实施行政行为过程中以及起诉时均没有提出处罚对象错误这一反驳理由，进一步查证该公司法定代表人张某同时兼任另一公司法定代表人的事实并无不当，对补充证据①予以认定，补充证据②虽然是被告诉讼过程中提供，但该证据是对行政执法中某公司提供的英文版的射频仪证书进行的翻译，是为了审理过程中更好地了解证书的具体内容，该证据具有证明力。补充证据③、④虽然不是市卫生局作出具体行政行为过程中收集的证据，但能进一步佐证某公司从事射频医疗美容服务行为的性质，可以作为参考。

从法庭对补充证据认可看，卫生行政部门应主动收集并及时向法庭提供有针对性的补充证据，说服法官采信自己的主张。

2. 利用法庭质证机会，进行射频知识科普宣传。法官由于知识结构所限，对医疗美容、射频理论及其应用缺乏了解。某市卫生局庭审前与法院沟通并抓住法庭质证机会，向法庭介绍医疗美容的法律定义、我国对医疗美容实施的许可制度等，并有针对性地向法官进行射频的治疗原理、临床应用以及对人体的危害的科普知识宣传，对法庭正确判断射频是医疗美容而非一般生活美容项目起到了一定作用。

3. 行政执法案件有待完善之处。本案在调查取证方面尚存在一些不足，应予以高度重视。

第一，对全部违法所得未能及时获取和认定，造成后来认定的违法所得严重缩水。会所营业报表记载的违法所得数字是 100 多万，而实际认定只有 16.6 万。

第二，缺少射频治疗操作者是否取得资质的调查资料。如有可能，应对执业机构以擅自执业的人员为非卫生技术人员从重处罚，对操作者以非医师行医处罚。

第三，对违法故意的调查取证尚有欠缺。本案虽然有一些证据证明当事人有违法故意，如：店门前"治疗股骨头坏死"等游动字幕、大厅宣传招牌等照片，但询问笔录中缺少对当事人是否向卫生行政部门申请过《医疗机构执业许可证》，仪器说明书载明为"射频治疗"，你们还使用这样的仪器，顾客资料和治疗记录中明确治疗和注意事项，你们还要提供这样的服务项目等等。

【思考建议】

1. 在日常执法中，应考虑生活美容与医疗美容交叉问题，严格界定行为性质非常重要。本案中当事人用"slimager"射频治疗仪为 6 名顾客提供了射频美容服务，实际收费为16.6 万元。按照《卫生部办公厅关于印发〈医疗美容项目分级管理目录〉的通知》（卫办医政发〔2009〕220 号）"三、美容皮肤科项目（二）有创治疗项目。1. 微创治疗项目。（4）激光和其他光（电磁波）治疗：③其他光（电磁波）治疗：射频治疗，超声治疗，光动力疗法。"精神，该行为属于医疗美容项目，开展此项活动，应当取得《医疗机构执业许可证》。

2. 在实际执法过程中，办理类似案件，可能需要考虑射频治疗仪器的射频量的问题，射频量大小对于判定其行为性质是生活美容还是医疗美容起到决定性作用。不能"指鹿为马"，见到此类仪器就认定其从事医疗美容活动。

三十一、某社区卫生服务站未取得《医疗机构执业许可证》开展诊疗活动案

【案情介绍】

2013 年 2 月 21 日，某市卫生局卫生监督员对甲医院大门东侧乙社区卫生服务站进行监督检查。在检查中发现，该行医场所存在未取得《医疗机构执业许可证》，擅自执业的行为。其行为涉嫌违反了《医疗机构管理条例》的有关规定，应当予以立案查处。后经调查发现以下事实：

1. 2010 年 1 月 11 日，甲医院取得了某市某区卫生局同意设置乙社区卫生服务站的设置许可，确定了该社区卫生服务站的设置人为甲医院。

2. 据对甲医院副院长、"乙社区卫生服务站"筹建经手人以及"乙社区卫生服务站"负责人等人员的调查了解，甲医院取得设置规划许可后，未取得乙社区卫生服务站的执业登记，自 2010 年 6 月 18 日开始对外开展诊疗活动。

3. 据对甲医院院长、财务处处长的调查了解，结合从甲医院获取的会计账本，得知，乙社区卫生服务站可确定的 2011 年、2012 年和 2013 年累计收入：75126.50 元。

根据上述事实，某市卫生局对甲医院设置的"乙社区卫生服务站"未取得《医疗机构执业许可证》擅自执业的行为，依据《医疗机构管理条例》第四十四条："违反本条例第二十四条规定，未取得《医疗机构执业许可证》擅自执业的，由县级以上人民政府卫生行政部门责令其停止执业活动，没收非法所得和药品、器械，并可以根据情节处以 1 万元以下的罚款。"的规定，作出了没收非法所得柒万伍仟壹佰贰拾陆圆伍角整（￥75126.50元），罚款捌仟元整（￥8000 元）的行政处罚。

【案件评析】

1. 被处罚主体特殊。该案被处罚主体为我市三级综合性大医院，无论在卫生行业内部还是在社会上，都有着巨大的影响力。卫生监督机构在查处此案时，遇到了前所未有的困难，一度使调查取证工作陷入僵局。在办理案件过程中，承办人员一方面克服各种困难，据理力争；另一方面，广泛借助如卫生行政部门等各方力量，形成与市级大医院博弈的相对均势，为调查取证工作创造条件。

2. 案情复杂，时间跨度大。本案自 2010 年 6 月 18 日开始至 2013 年 2 月 21 日案发，

时间跨度长达近 3 年，其间，甲医院院长、乙社区卫生服务站负责人也屡次变动，给调查取证工作带来了难度。为了冲破困局，调查人员采取了由外及内，层层剥茧的方式，步步接近案情核心。本案调查人员首先询问了乙社区卫生服务站筹建人，了解到乙社区卫生服务站筹建过程以及坐诊医生等基本情况。接着，调查人员又询问了乙社区卫生服务站坐诊医师、护士长以及收费人员等 5 名工作人员，了解到乙社区卫生服务站业务开展情况，收费项目以及收入情况等。在搞清楚乙社区卫生服务站收费基本情况后，调查人员随即前往甲医院财务科调取了乙社区卫生服务站的收入明细。至此，掌握了甲医院未经许可设立乙社区卫生服务站擅自执业及获取违法所得的核心证据。在有力证据的支撑下，所长约谈了甲医院院长，就证据事实等内容进行"攻心战"。最终，甲医院院长愿意配合案件承办人员的后续取证工作。最后，案件承办人员对甲医院财务科长进行了询问，对账目尚有疑问部分进行了取证。最终认定，2010 年 6 月 18 日开始至 2013 年 2 月 21 日案发，甲医院未经许可设乙社区卫生服务站对外擅自执业获取违法所得 75126.50 元，并完全履行到位。

3. 违法所得数额较大。本案是某市查处医疗卫生违法案件案值最大的一起，总计罚没额达 8 万余元，并且完全履行到位。对于违法所得的认定，承办人员花费了大量功夫，投入了巨大的精力，在掌握会计账本的情况下，先后启动所长院长级别对话，询问医院财务科长等取证工作，力求准确认定违法所得数额，做到取证充分，执法公正。在执法过程中，彰显严谨、务实、公平的工作作风，赢得了相对人的认可，为案件完全自觉履行到位奠定了基础。

【思考建议】

并非所有医疗机构延伸点都需要办理《医疗机构执业许可证》，医院完全可以依法规范自身行为。

《关于医疗机构设置有关问题的批复》（卫医发〔2001〕97 号）广东省卫生厅：你厅《关于医疗机构设置延伸点问题的请示》（粤卫〔2001〕14 号）收悉。经研究，现答复如下：

医疗机构在原执业地点以外设置的门诊部、诊所等所谓"医疗延伸点（站）"，如与原登记注册的医疗机构施行行政、财务统一管理的，应向原登记注册的卫生行政部门申请办理变更手续；如与原登记注册的医疗机构实行行政、财务分开，独立管理的，应向其设置所在地的卫生行政部门申请办理《医疗机构执业许可证》。

此复

卫　生　部
二〇〇一年三月二十九日

《医疗机构管理条例实施细则》"第三十二条 医疗机构在原登记机关管辖权限范围内变更登记事项的，由原登记机关办理变更登记；因变更登记超出原登记机关管辖权限的，由有管辖权的卫生行政部门办理变更登记。

医疗机构在原登记机关管辖区域内迁移，由原登记机关办理变更登记；向原登记机关管辖区域外迁移的，应当在取得迁移目的地的卫生行政部门发给的《设置医疗机构批准书》，并经原登记机关核准办理注销登记后，再向迁移目的地的卫生行政部门申请办理执业登记。"

综上法规规定：

第一，在原登记机关管辖区域内设置的门诊部、诊所等所谓"医疗延伸点（站）"并与原登记注册的医疗机构施行行政、财务统一管理的，不需要单独重新办理《医疗机构执业许可证》，只需向原登记注册的卫生行政部门申请办理变更手续（即增加一个执业地点）；

第二，在原登记机关管辖区域内设置的门诊部、诊所等所谓"医疗延伸点（站）"并与原登记注册的医疗机构实行行政、财务分开，独立管理的，应向其设置所在地的卫生行政部门申请办理《医疗机构执业许可证》；

第三，在原登记机关管辖区域外设置的门诊部、诊所等所谓"医疗延伸点（站）"，无论是否与原登记注册的医疗机构施行行政、财务统一管理还是与原登记注册的医疗机构实行行政、财务分开，独立管理的，均应当在取得迁移目的地的卫生行政部门发给的《设置医疗机构批准书》，并经原登记机关核准办理注销登记后，再向迁移目的地的卫生行政部门申请办理执业登记。

三十二、某医院使用未取得相应级别抗菌药物处方权的医生开具抗菌药物处方案

【案情介绍】

2013 年 5 月 30 日，某市卫生局卫生监督员在对某医院进行卫生监督检查中发现：该院外科医生张某和口腔科医生冒某于 2013 年 5 月 20 日分别为患者开具头孢哌酮舒巴坦等药物用于静脉注射的处方各 1 张；该院影像科正在工作的崔某、吴某等 5 名放射工作人员未佩戴个人剂量计上岗从事放射诊疗活动；该院彩超室医生张某未取得医师执业资格为患者从事 B 超诊断；妇产科医生秦某未办理变更注册手续；在医院内发现多处医疗废物未及时分类收集；妇产科门诊妇查室 1 个在消毒有效期限内的人流包内未放置灭菌指示卡，包内器械（扩阴器）有锈迹，浸泡待用器械的消毒液超过有效期限；该院外科手术登记簿显示，自 2013 年 1 月 2 日至 2013 年 5 月 29 日，共开展全身麻醉 65 例。

该院使用未取得相应级别抗菌药物处方权的医生开具抗菌药物处方的行为，依据《抗菌药物临床应用管理办法》第五十条第一项："医疗机构有下列情形之一的，由县级以上卫生行政部门责令限期改正，给予警告，并可根据情节轻重处以 3 万元以下罚款；对负有责任的主管人员和其他直接责任人员，可根据情节给予处分：（一）使用未取得抗菌药物处方权的医师或者使用被取消抗菌药物处方权的医师开具抗菌药物处方的；"的规定给予警告、并处 4000 元罚款的行政处罚。

该院放射工作人员未按规定佩戴个人剂量计的行为，依据《放射诊疗管理规定》第四十一条第四项："医疗机构违反本规定，有下列行为之一的，由县级以上卫生行政部门给予警告，责令限期改正；并可处 1 万元以下的罚款：（四）未按时规定对放射诊疗工作人员进行个人剂量监测、健康检查、建立个人剂量和健康档案的；"的规定，给予警告、并处 4000 元罚款的行政处罚。

该院开展全身麻醉属于本省第二类医疗技术，没有办理诊疗科目项下医疗技术登记。依据《医疗技术临床应用管理办法》第四十八条："医疗机构违反本办法第三十四条规定，未经医疗机构诊疗科目项下医疗技术登记擅自在临床应用医疗技术的，由卫生行政部门按照《医疗机构管理条例》第四十七条的规定给予处罚。"、《医疗机构管理条例》第四十七条："违反本条例第二十七条规定，诊疗活动超出登记范围的，由县级以上人民政府卫生行政部门予以警告、责令其改正，并可以根据情节处以 3000 元以下的罚款；情节严重的，吊

销其《医疗机构执业许可证》。"的规定，给予 3000 元罚款的行政处罚。

该院使用非卫生技术人员从事医疗卫生技术工作的行为，依据《医疗机构管理条例》第四十八条："违反本条例第二十八条规定，使用非卫生技术人员从事医疗卫生技术工作的，由县级以上人民政府卫生行政部门责令其限期改正，并可以处以 5000 元以下的罚款；情节严重的，吊销其《医疗机构执业许可证》。"、《医疗机构管理条例实施细则》第八十一条第一项："任用非卫生技术人员从事医疗卫生技术工作的，责令其立即改正，并可处以3000 元以下的罚款；有下列情形之一的，处以 3000 元以上 5000 元以下罚款，并可以吊销其《医疗机构执业许可证》：（一）任用两名以上非卫生技术人员从事诊疗活动；"的规定，给予 3000 元罚款的行政处罚。

该院未将医疗废物按照类别分置于专用包装物或容器的行为，依据《医疗废物管理条例》第四十六条第二项："医疗卫生机构、医疗废物集中处置单位违反本条例规定，有下列情形之一的，由县级以上地方人民政府卫生行政主管部门或者环境保护行政主管部门按照各自的职责责令限期改正，给予警告，可以并处 5000 元以下的罚款；逾期不改正的，处5000 元以上 3 万元以下的罚款：（二）未将医疗废物按照类别分置于专用包装物或者容器的；"的规定给予警告、并处 2000 元罚款的行政处罚。

该院违反消毒管理规定的行为，依据《消毒管理办法》第四十五条："医疗卫生机构违反本办法第四、五、六、七、八、九条规定的，由县级以上地方卫生行政部门责令限期改正，可以处 5000 元以下罚款；造成感染性疾病暴发的，可以处 5000 元以上 2 万元以下罚款。"的规定给予 3000 元罚款的行政处罚。

合并给予某医院警告、并处罚款人民币壹万玖仟元整的行政处罚。

【案件评析】

1. 根据《卫生部关于对数种违法行为实施行政处罚问题的批复》（卫法监发［1998］第 12 号）规定："在对数种违法行为分别采取罚款的行政处罚时，其罚款金额应在各单项罚款额中最高单项罚款额以上、各单项罚款额之和以下（以上、以下含本数）的幅度内确定。对当事人的违法行为应依据分别裁量合并处罚的原则进行处罚"。单项处罚严格按照某卫生局制定的行政处罚自由裁量细则确定。

2. 在作出行政处罚事先告知后，该院在规定期限内进行陈述申辩，经××市卫生局副局长组织二次合议，认为该院陈述申辩的理由不成立，不符合《行政处罚法》第二十七条关于从轻或者减轻行政处罚的情形，最终维持事先告知拟作出的处罚决定。

3. 该院医疗废物管理存在两个违法行为，只处理了一个。在对该医院检查现场笔录中，存在"医院医疗废弃物暂存地门外 2 米处地面上有一根使用过的牙科探针"，该违法行为违反了《医疗废物管理条例》第二十七条、《医疗卫生机构医疗废物管理办法》第十八条的规定，应当按照《医疗废物管理条例》第四十七条第一项实施处罚。

【思考建议】

1. 根据《医疗机构管理条例》第四十七条的规定，诊疗活动超出登记范围的，"情节严重的，吊销其《医疗机构执业许可证》"。《医疗机构管理条例实施细则》第八十条第二款对情节严重情形作出了明确，即"违法所得超过 3000 元"。国务院法规《条例》未对何种情况属于"情节严重的"作出解释，而卫生部的规章《实施细则》划定了情节严重的情形，卫生部是否有权限对"情节严重的"情况作出解释有待商榷。《医疗机构管理条例》第五十四条"本条例由国务院卫生行政部门负责解释"。卫生部以规章形式对情节严重的情形作出具体规定，符合法律解释原则，二者不存在冲突。

根据原卫生部关于实施吊销《医疗机构执业许可证》有关问题的批复（卫政法发〔2006〕237 号），"卫生行政部门可以根据实际情况"确定是否需要吊销科目。本案某医院是一家具有职工 200 多人的综合性医院，承担周边多个乡镇数万人的基本医疗功能，如吊销该医院麻醉科，该医院的相关诊疗活动将不能正常运行，也不切"保基本、强基层、建机制"的医改实际。

2. 由于法律法规的滞后，如《医疗机构管理条例》及《实施细则》是 1994 年公布施行，至今已有 20 年的时间，与现有医疗服务环境已极不适应。根据某省公布的第二类医疗技术目录，"全身麻醉技术"为二类医疗技术，必须经审核并登记后方可开展。而《医疗技术临床应用管理办法》第二十一条第六项的规定，申报二类医疗技术需"完成相应的临床试验研究，有安全、有效的结果"；且医疗机构为二级医疗机构。两者存在矛盾。此外，本案中某医院已基本具备二级医院规模，已具备开展全麻技术的条件，应当适当放宽许可。

抗菌药物临床应用分级管理。《抗菌药物临床应用管理办法》规定抗菌药物临床应用实行分级管理。抗菌药物分非限制使用级、限制使用级与特殊使用级，具体的分级管理目录由省级卫生行政部门制定。对医师的抗菌药物处方权进行了限制：具有高级专业技术职务任职资格的医师，可授予特殊使用级抗菌药物处方权；具有中级以上专业技术职务任职资格的医师，可授予限制使用级抗菌药物处方权；具有初级专业技术职务任职资格的医师，在乡、民族乡、镇、村的医疗机构独立从事一般执业活动的执业助理医师以及乡村医生，可授予非限制使用级抗菌药物处方权。医疗机构疏于抗菌药物分级管理、医师抗菌药物处方权限管理将依法承担相应的法律责任，医师未按照规定开具抗菌药物处方、药师未按规定审核、调剂抗菌药物处方的也应承担相应责任。本案中对医师、药师的处理未予交代。

三十三、陈某未取得《医疗机构执业许可证》擅自执业案

【案情介绍】

本案被处罚人陈某某曾于 2012 年 9 月 7 日因未取得《医疗机构执业许可证》擅自开展医疗美容诊疗活动被某市卫生局立案处罚，并于 2013 年 1 月 6 日被某市卫生监督所通报，当地各大新闻媒体曝光。当天中午，"96301"卫生监督投诉举报中心接到举报电话，举报者称当天看到新闻媒体报道的陈某某开展非法医疗美容案件的消息后，才发现正在为其实施医疗美容的医生正是报道中的陈某某，因为效果不佳，本就心中有疑，新闻报道后进一步坐实了心中猜疑，因此特来举报：陈某某 2012 年下半年仍继续在某市各大酒店内开展医疗美容活动，且 2013 年 1 月 6 日当天下午按约将在某饭店（五星级酒店）提供医疗美容服务，要求进行查处。接报者与举报人沟通后，举报人同意提供在陈某某处消费刷卡的 POS 机签购单。经过周密部署，2013 年 1 月 6 日下午某市卫生局执法人员在某市公安局的全力配合下对某饭店进行现场突击检查，发现 2202 房间有多人聚集，其中有陈某某、冯某某、李某 3 人（为上述曾被处罚的当事人及其团队成员），该 3 人现场均未能出示《医疗机构执业许可证》及相关卫生技术人员资格证书，该房间内有重组人表皮生长因子凝胶 5 盒、氯化钠注射液 4 盒等大量药品器械及型号为 S90 手持无线 POS 机；在 2225 房间内有一名叫赵某某的女子（亦为曾被处罚的当事人的团队成员），未能出示相关执业资格证书，该房内有盐酸利多卡因注射液、氯化钠注射液等两纸箱药品，电脑桌上有一支已打开的氯化钠注射液、一支已打开的盐酸利多卡因注射液、一支标注有"BIOLIFT"的药水和一袋装有使用后的一次性使用清创缝合包和使用过的"加卫苗"的袋子。卫生行政执法人员在公安配合下，现场控制住涉案人员，分别在不同房间内进行询问调查，同时拍摄了现场照片，并对现场发现的大量药品器械等物品作为证据进行先行登记保存。

在卫生行政执法人员以及公安民警的强大心理攻势下，本案当事人陈某某终于松口交代违法事实，承认了部分违法所得，其他几名成员亦松口如实交代相关情况，各人在询问笔录中所供述的事实基本能相互印证。本案当晚终结调查。

2013 年 1 月 6 日，该市卫生局依法认定：陈某某自 2012 年 11 月起未取得《医疗机构执业许可证》擅自组织开展医疗美容诊疗活动，其本人及助手冯某某为非卫生技术人员；非法所得为 20.7 万元；陈某某曾于 2012 年 9 月 7 日因相同违法行为被该市卫生局立案调查

并行政处罚。即日向当事人陈某某送达《行政处罚事先告知书》，当事人陈某某直接签收，并明确表示放弃陈述申辩。

2013年1月30日，该市卫生局认为当事人陈某某的行为违反了《医疗机构管理条例》第二十四条的规定，依据《医疗机构管理条例》第四十四条的规定，依法作出如下处罚决定：一、没收违法所得贰拾万柒仟元整；二、没收现场查获的药品、器械；三、罚款壹万元整。当事人自觉履行了处罚决定。

【案件评析】

1. 本案能成功办结十分不易，至少有两大先决条件必不可少。

（1）需有投诉举报线索。很多打非案件都是来源于消费者的投诉举报，尤其是类似本案的情形，没有举报，相关部门根本无从得知，谈何办案，即使有心去查也无从查起。举报信息越详细，提供的证据越多，办案成功率越高。前次案件中举报人提供了陈某某每星期在某某五星级酒店开房以及开展医疗美容活动的规律，执法人员通过借助公安的力量，获取了酒店前台近期的开房记录，分析出2013年9月7日名叫陈某平（本地联络人）的女性开设的房间嫌疑最大，据此提前布控并在9月7日当天成功破获；而本案中举报人更是直接将陈某某在某某饭店开设的具体房号、开始实施手术的时间告知执法人员。举报人提供的POS机签购单更是让陈某某无法抵赖，由于前次案件，陈某某已经有了抵抗力和应对经验，面对执法人员的询问，始终抵赖不肯承认违法所得，直至出示POS机签购单。

（2）需有公安部门的支持：本案没有公安部门的支持，可谓寸步难行。如前次案件中，酒店前台开房记录、涉案人员档案信息（均不随身携带身份证）均由公安部门提供，进入房间、控制相关人员、转移至公安局询问室亦由公安民警实施；本案经过亦大至相似，陈某某有了对前次案件的认识，相对比较配合，办案进度相对较快。

2. 认定违法事实的法律依据。认定本案当事人陈某某实施的行为属于非法行医的依据来源是卫生部2002年颁布的《医疗美容服务管理办法》，该办法第二条对医疗美容进行了定义即医疗美容是指运用手术、药物、医疗器械以及其他具有创伤性或者侵入性的医学技术方法对人的容貌和人体各部位形态进行的修复与再塑，使医疗美容与普通的生活美容有了明确的区分，在此前提下，该办法规定了开展医疗美容的必须在医疗机构中开展，主诊医师等执业人员需具备相应的资质，违反该办法的规定则依据《执业医师法》、《医疗机构管理条例》和《护士管理办法》有关规定进行处罚，也就是说医疗美容实质上是一种医疗行为，应按照医疗相关法律法规开展。因此，执法办案人员面对此类新型的非法行医案件应当心里要有底气，坚信卫生部门是有权进行调查处理的，同时需要取得哪些重要的证据，依据哪些法律条款进行处罚，要心中有底。

3. 证据全面确凿，形成完整的证据链。非法行医案件，往往留给执法人员的调查时间并不多，要在短短的几个小时内完成证据的收集和对违法事实的认定，做到既快又准，是十分不容易的，因此对执法人员的要求是非常高的。本案中，执法人员进入涉案房间，控制涉案人员，搜查房间中的各种物证，对查获的药品器械等物品进行详细登记保存，同时进行拍照录像，请求在场顾客作证制作询问笔录，对涉案人员分别进行询问调查、对当事人陈某某进行心理战，最终相关证据、文书在现场均由当事人签字确认，耗时短，且证据全面能互相印证，形成完整的证据链，能有效证明陈某某的违法事实。

【思考建议】

1. 违法所得认定的问题。江湖游医非法行医类案件的违法所得基本是难以查明的，一般无证游医收费大多是没有凭据的，单凭患者事后单方面指证，证据是不充分的，更何况绝大多数案件中现场的患者并不愿意出面作证，而本案与前一次对陈某某的处罚案件的最大区别是，这一次取得了举报人提供的 POS 机签购单，前一次对陈某某作出的没收违法所得的依据仅有其在询问笔录中的自认，举报人无法提供相关收费证据，因此，对于违法所得的认定产生了两个问题：一是如只有当事人自认违法所得数额的证据，是否可以依此认定；二是按所谓的利益分配后的所得额还是按"销售收入"计算，由于本案当事人坚持认为虽然通过 POS 机刷卡收取了举报人 46 万元，但其本人根据利益分配规则，只收取了45%，坚决不肯承担全额费用，在此问题上不肯退让，办案进度一时陷入僵局。对于此类问题，或许可以从不同的角度进行分析讨论，虽然有人认为应当按全额计算，但是从本案最后当事人在 15 天内快速履行处罚决定，并且对上门要求退还费用的顾客均如数退还，至少此后再也无人举报投诉的结果来看，本案采取折中的方式尽快结案而不是一味的纠结细节，既给予当事人陈某某一定的惩罚又取得了较好的社会效果。如果当事人拒绝签字签收不主动履行，《行政处罚事先告知书》、《行政处罚决定书》、《催告书》等文书均采用公告送达的方式进行送达，或者提起复议、诉讼，不仅中间环节耗时太长，而且充满了太多未知的变数，所以办案中往往会面临很多实际问题需要作出利弊权衡、综合考虑。（笔者认为非法所得应按 46 万元算，虽然当事人个人只收取了45%，但另外 55% 并不是退还给受害人，具体去向在案情陈述中没表明，如果是给了其他当事人，应该不仅仅对陈某进行处罚，应当对其他当事人也进行处罚，至于为了更好地履行处罚结果而折中之言无任何法理，不应在此处陈述）

2. 保密问题。本案由于陈某某不肯交代违法所得数额，执法人员只能出示举报人提供的 POS 机签购单，不曾想陈某某根据签购单的日期、金额等信息查出了举报人的真实身份，事后几天举报人多次反映有可疑人物在其所住小区四处打听其消息，指责办案人员违反事先保密约定，泄露其身份信息，经过多次联系公安告诫督促陈某某，最后举报人得到退款并且不再反映有受骚扰情况，问题得到解决。行政执法办案中对案件举报人信息的保密措施不仅仅只是在举报投诉受理单中不显示举报人的信息，更需注意在办案过程环节中谨慎对待以防不经意中泄露，本案情况凸显出目前对办案信息、举报人员信息的保密、保障条款的缺失。

3. 法律适用的问题。对个人无证行医行为，《执业医师法》和《医疗机构管理条例》都有规定，一般而言，按照从高并从新的原则，对于个人无证行医的行为，适用《执业医师法》第三十九条追究其相应法律责任更为合适。若适用《医疗机构管理条例》实施处罚，建议按照《卫生部关于对医疗市场监督执法中有关法律适用问题的批复》（卫政法发〔2005〕81号）文件的精神，调查个人在无证行医中，存在"非法设立诊疗场所进行医疗活动"的行为要件。

三十四、钟某未取得《医疗机构执业许可证》
擅自执业案

【案情介绍】

某县卫生局接到群众举报后，在组织卫生监督员两次赴现场调查无果的情况下，于2013年1月9日派出卫生监督员对被举报地某街道××号民房进行第三次执法检查，发现该场所内放置有一台牙科综合治疗机，操作台上放有压力蒸汽灭菌器、盒装利多卡因等76种药品、器械；自称房屋承租人的钟某，其未能出示该场所的《医疗机构执业许可证》和其本人的《医师执业证书》。后经该县卫生局卫生监督员对当事人钟某进行询问调查得知，该牙科诊疗场所为其本人所开设，为周边居民开展拔牙、补牙、装牙等诊疗活动，但其未取得该场所的《医疗机构执业许可证》，其本人也未经医师注册取得《医师执业证书》。该县卫生局认为当事人钟某的上述行为已涉嫌违反了《医疗机构管理条例》第二十四条的规定，遂于2013年1月9日检查当日对该案进行立案，向当事人发出《卫生监督意见书》责令其立即停止执业活动，对现场发现的物品进行证据先行登记保存，并随即展开进一步调查取证工作。

该县卫生局最终查实：当事人钟某在未取得《医疗机构执业许可证》及其本人的《医师执业证书》的情况下，擅自于2012年5月30日至2013年1月9日在该县某街道××号民房内开设牙科诊疗场所为周边居民开展拔牙、补牙、装牙等诊疗活动，期间开展诊疗活动的违法所得为196010元；现场有用于牙科诊疗活动的药品、器械（估价为34657元）。

根据违法事实和情节，经该县卫生局案审委审理，认定钟某违反了《医疗机构管理条例》第二十四条的规定，依据《医疗机构管理条例》第四十四条、《医疗机构管理条例实施细则》第七十七条第（三）项的规定，参照《某省卫生系统行政处罚自由裁量实施细则》第一部分卫生监督裁量依据之医疗服务类关于"未取得《医疗机构执业许可证》擅自执业的"的裁量标准，应给予钟某没收药品器械（详见附件《物品清单》）、没收违法所得人民币196010元和罚款人民币7000元的行政处罚。

该县卫生局按法定程序于2013年3月29日、2013年4月8日分别向当事人送达了《行政处罚事先告知书》和《行政处罚决定书》。当事人在规定时间内未申请行政复议，也未提起行政诉讼，但提出了分期交纳罚没款的要求。考虑到本案案值很大，该县卫生局同意当事人分期缴纳罚没款的要求。当事人分5次缴纳了罚没款。该县卫生局于2013年7月

24 日将被没收的利多卡因注射液、牙科综合治疗机等药品、器械移交给县财政局。该案以当事人自觉履行处罚决定而于 2013 年 7 月 29 日顺利结案。

【案件评析】

该案是近年来该县开展打击非法行医行动以来案值最大的一起行政处罚案件，涉案金额达人民币 23 万余元。笔者认为，正是由于卫生监督员凭着高度责任感，才使该案在两次检查未果情况下终被查获。该案违法主体认定正确、程序合法、证据确凿充分、违法事实清楚、法律适用正确、自由裁量合理，案卷质量较好。

一是该案违法主体认定正确，取证充分，证据链完整。该案在检查时就通过检查笔录和照片对现场情况进行有效固定，并对现场发现的物品进行证据先行登记保存。调查期间，承办人员对当事人钟某，冯某等 9 名证人进行了询问调查，并提取了钟某和相关证人的人口信息、身份证复印件、"业务登记"、"预约登记"、"病例登记本"、旭丽义齿设计单、收款收据、"品牌义齿材料查证卡"、现场照片等材料，证明了当事人未取得《医疗机构执业许可证》开展诊疗活动的事实，以及违法行为存续时间、违法所得等，形成完整的证据链。

二是对当事人的违法所得认定是慎重的，证据充分。当事人的违法所得确认是该案关键之一。该案中，由于写有"业务登记"的蓝色笔记本中记录的患者信息时间跨度有半年余，不可能对登记的患者一一求证，但承办人员通过记载的患者信息对其中的冯某等 9 名证人进行求证，结果"业务登记"中记载信息与 9 名证人证言均相一致，证实了 9 名证人涉及的相关记录信息的真实性，从而进一步认定了该"业务登记"本中记录的其他患者信息具有真实性，因此根据上述笔记本中"实收"栏的金额进行统计，认定了该案违法所得共计金额为 196010 元。后经对当事人调查核实，其对该"业务登记"笔记本中记录的诊疗收入供认不讳。

三是该案适用法律正确，行政处罚合法合理。该案当事人未取得《医疗机构执业许可证》擅自开展诊疗活动，违反了《医疗机构管理条例》第二十四条规定，依据《医疗机构管理条例》第四十四条、《医疗机构管理条例实施细则》第七十七条第（三）项的规定，参照《浙江省卫生系统行政处罚自由裁量实施细则》的裁量标准，未取得《医疗机构执业许可证》擅自执业时间超过 6 个月，违法程度属严重，罚款裁量幅度为 7000～10000 元，因此当事人未取得《医疗机构执业许可证》擅自执业时间已有 7 月余，可以给予 7000～10000 元的罚款。该案虽然涉案违法所得相当大，但案发后当事人能积极配合调查并立即改正违法行为，因此给予当事人没收药械和违法所得的同时，给予 7000 元罚款的行政处罚是合法合理的。

四是该案的说理式文书应用娴熟，说理透彻。从该案的案卷文书看，该案的行政处罚事先告知书、行政处罚决定书均采用了说理式文书格式，从告知到决定均做到了文书说理透彻，说清了法理、事理和情理，明示了当事人的行为是什么，由哪些证据证明了什么事实，违反了什么规定、为什么要受到行政处罚，应该怎么罚、罚多少，整个办案程序清晰明了，条理清楚。因此该案虽罚没款数额较大，但当事人对该案中对其的处理感到合法合理，所以仍自觉完全履行。

【思考建议】

1.《医疗废物管理条例》第十六条规定，医疗卫生机构应当及时收集本单位产生的医疗废物，并按照类别分置于防渗漏、防锐器穿透的专用包装物或者密闭的容器内。该案中，2013 年 1 月 9 日所制作的现场检查笔录、2013 年 1 月 10 日对当事人所作的询问笔录以及提取的现场照片等多份证据材料显示，当事人存在未按规定分类收集医疗废物等违法行为，可以将其归结到无证开展诊疗活动的违法行为中，从一重而罚即可，不必单独实施处罚。

2. 对无证行为的法律适用。对个人无证行医行为，《执业医师法》和《医疗机构管理条例》都有规定，一般而言，按照从高并从新的原则，对于个人无证行医的行为，适用《执业医师法》第三十九条追究其相应法律责任更为合适。若适用《医疗机构管理条例》实施处罚，建议按照《卫生部关于对医疗市场监督执法中有关法律适用问题的批复》（卫政法发〔2005〕81 号）文件的精神，调查个人在无证行医中，存在"非法设立诊疗场所进行医疗活动"的行为要件。

三十五、某美容医院聘用
未取得《外国医师短期行医许可证》的外籍医师
从事医学美容活动案

【案情介绍】

2013年5月8日，某市卫生监督局根据市民举报，对本市某医学美容医院聘用未取得《外国医师短期行医许可证》的韩籍医师从事医学美容活动情况进行调查时，在该医院现场发现韩籍医师柳某、李某从事诊疗活动的诊疗记录，该医院工作人员现场不能提供这两名医师的《外国医师短期行医许可证》。据此，初步认定当事人的行为涉嫌违反《外国医师来华短期行医暂行管理办法》第三条："外国医师来华短期行医必须经过注册，取得《外国医师短期行医许可证》。"的规定，遂予以立案查处。立案前后调查中获取的相关证据包括：《现场笔录》、《询问笔录》、部分手术诊疗记录复印件、部分患者病历复印件、部分患者病历及手术知情同意书医师签名照片、病历档案照片、两名韩籍医师的韩国医师资质复印件、该医院《医疗机构执业许可证》正、副本照片、《企业法人营业执照》照片、该医院整改书。经合议，认定该医学美容医院邀请未取得《外国医师短期行医许可证》的韩籍医师柳某、李某在该院从事为期2个月的医学美容活动的违法事实成立，依据《外国医师来华短期行医暂行管理办法》第十五条："违反本办法第三条规定的，由所在地设区的市级以上卫生行政部门予以取缔，没收非法所得，并处以10000元以下罚款；对邀请、聘用或提供场所的单位，处以警告，没收非法所得，并处以5000元以下罚款。"的规定，给予当事医疗美容医院罚款3000元的行政处罚。同时根据某省医疗机构不良执业行为记分管理的有关规定，给予该医疗美容院不良执业记分4分。当事医疗美容院无异议，接受处罚并积极作出整改。

【案件评析】

1. 关于当事人主体资格。根据《外国医师来华短期行医暂行管理办法》第十五条的规定可以看出，本案中，未取得来华短期行医资质的外籍医师个人和该医学美容医院均应作为行政相对人分别予以处罚。但因前者已经返回韩国，客观上无法进行处罚，所以仅将该医学美容医院作为当事人，确保行政处罚程序的正常进行。

2. 关于"没收违法所得"。本案中，执法人员获取的证据无法明确证明存在非法所得及其数额，按照行政执法机关举证责任的相关要求，不能采取没收违法所得的处罚措施。

3. 关于证据的证明力。本案取证充分、周密，其中，诊疗记录、部分手术记录复印件、部分患者病历复印件、部分患者病历及手术知情同意书医师签名照片、病历档案照片、两名韩籍医师的韩国医师资质复印件等实物证据，与询问笔录、现场检查笔录相互印证，对认定违法事实起到完整、充分的证明力。

三十六、某肝病医院诊疗活动超出登记范围案

【案情介绍】

根据群众实名举报，2013 年 10 月 15 日，某市卫生局卫生监督员组成四个检查组，按照事前制定的监督方案，对某肝病医院进行了监督检查。现场查证，某肝病医院系一所民营医院，其法定代表人吴某，负责人叶某。《医疗机构执业许可证》有效期限为 2010 年 1 月 1 日至 2014 年 12 月 1 日。现场检查了该院卫技人员资质及所开处方、检验申请单、治疗单等；核查了疫情报告，调取了药房、收费处电脑资料；检查了"纳米治疗室"、"三氧血治疗室"等诊疗科室，控制其检查设备、检查单据；核查了该院医疗广告的发布情况等。根据调查取证的需要，对该院部分电脑资料、处方、设备、诊疗记录等进行了证据保存，制作了现场笔录和对有关人员的询问笔录，拍摄了影像资料。之后，又对该院违法执业情况展开了深入细致的调查取证。

经调查认定了以下违法事实：①该院在临床上对肝病患者开展"三氧血治疗"（自体血抽出后经过所谓的加氧再还输），当场发现正在给一名患者治疗，并查到 10 张收费票据，累计收入 4160 元；应用"纳米治疗"（一种红外线治疗机照射）技术，现场正在为肝病患者治疗，每人收费 210 元，但未查到收费票据。上述两项治疗行为均未经卫生行政部门审定，且未到核发其《医疗机构执业许可证》的卫生行政部门办理诊疗科目项下的医疗技术登记，其收费标准未经当地物价部门核准，也未在医院内公示；②该院未取得《医疗广告审查证明》，通过媒体、车体等形式发布医疗广告，且存在夸大宣传、虚假宣传事实，本年度某市卫生局曾对其作出过"警告"的行政处罚；③使用非卫生技术人员 1 人从事药品调剂工作；④未经卫生行政主管部门指定，擅自从事乙肝疫苗接种，违法所得 2400 元，疫苗已售完；⑤近两年未按照规定的内容、程序、方式和时限报告传染病疫情，存在漏报疫情的行为。

对于上述违法行为，作出了以下行政处罚：①该院在临床上对肝病患者开展"三氧血治疗"和"纳米治疗"，其治疗技术未经卫生行政部门审定，未到核发其《医疗机构执业许可证》的卫生行政部门办理诊疗科目项下的医疗技术登记，认定为超出登记的诊疗科目范围进行诊疗活动，且累计收入 3000 元以上。其行为违反了《医疗技术临床应用管理办法》第三十四条的规定，依据《医疗技术临床应用管理办法》第四十八条、《医疗机构管理条例》第四十七条、《医疗机构管理条例实施细则》第八十条第二款第一项的规定和

《河南省卫生行政处罚裁量标准（试行）》，作出罚款人民币3000元，并吊销其《医疗机构执业许可证》的行政处罚；②该院未取得《医疗广告审查证明》发布医疗广告，且有虚假宣传、欺骗患者的行为，经"警告"处罚未予改正，在社会上造成不良影响，其行为属情节严重，违反了《医疗广告管理办法》第三条、第七条第一、二、三项的规定，依据《医疗广告管理办法》第二十条的规定，作出给予警告，吊销其《医疗机构执业许可证》的行政处罚；③该院使用非卫生技术人员1人从事医疗技术工作的行为，违反了《医疗机构管理条例》第二十八条的规定，依据《医疗机构管理条例》第四十八条、《医疗机构管理条例实施细则》第八十一条第一款的规定和《河南省卫生行政处罚裁量标准（试行）》，作出罚款3000元的行政处罚；④该院未经卫生行政主管部门指定，擅自从事乙肝疫苗接种工作的行为，违反了《疫苗流通和预防接种管理条例》第二十一条的规定，依据《疫苗流通和预防接种管理条例》第六十六条的规定，作出给予警告，没收违法所得2400元的行政处罚；⑤该院未按照规定的内容、程序、方式和时限报告传染病疫情的行为，违反了《中华人民共和国传染病防治法》第三十条第一款和第三十七条的规定。依据《中华人民共和国传染病防治法》第六十九条第二项的规定，作出给予警告的行政处罚。合并以上五项，决定做出：①给予警告；②罚款人民币6000元；③没收违法所得2400元；④吊销其《医疗机构执业许可证》的行政处罚。

2013年11月6日，某市卫生局向某肝病医院送达了行政处罚听证告知书，该院未要求听证。11月12日，某市卫生局向该院送达了行政处罚决定书（周卫监罚字〔2013〕第302号），该院负责人叶某签收。同时收回了该院《医疗机构执业许可证》及其副本。该院自行摘掉了医院标牌，关门停业，未申请行政复议，也未提起行政诉讼。但未履行罚款和没收违法所得的处罚。因该院人去楼空，无法履行催告程序，法院未受理我局强制执行的申请。

【案件评析】

本案系知情群众实名举报的案件，经查其举报基本属实。此案的查处事前计划周密，人员组织得当，监督检查全面。认定的违法事实清楚，取得的证据充分，适用的法律法规正确，过罚适当，程序合法，处罚结果基本到位。同时，该案处理果断，处罚力度较大，社会反映强烈。依法吊销医院的《医疗机构执业许可证》在本地尚属首次，该医院能够迅速停止其医疗执业行为也是卫生执法部门查大案办铁案的具体体现和整顿医疗秩序打击非法行医取得的重要成果之一。

1. 本案取证全面且充分。表现为本次监督检查范围较宽，涉及医疗机构依法执业各个方面，检查无死角；证据获得较全面，涉及有现场笔录、书证、物证、证人证言、影像资料等，特别是对其收费室、药房等电脑资料进行调取，对获取相关违法证据十分有益。

2. 本案法律适用正确，且较好地运用了卫生行政处罚裁量标准。认定该医院对肝病患者开展"三氧血治疗"和"纳米治疗"为超出登记的诊疗科目范围进行的诊疗技术，且累计收入超出了 3000 元，依据《医疗机构管理条例实施细则》第八十条第二款第一项的规定和《河南省卫生行政处罚裁量标准（试行）》，作出罚款人民币 3000 元，并吊销其《医疗机构执业许可证》的行政处罚是适当的。认定该医院违法发布医疗广告为情节严重，是充分考虑该院存在欺骗患者的虚假宣传，而且经"警告"处罚后未改正的因素的，因此，其认定是恰当的，给予"吊销其《医疗机构执业许可证》"的行政处罚是正确的。

【思考建议】

1. 法律法规对一些严重违法行为的处罚款规定偏轻，其他罚种缺少。如超出登记的诊疗科目范围执业且累计收入在 3000 元以上的，《医疗机构管理条例实施细则》第八十条第二款第一项规定给予 3000 元的罚款，其罚款额度太少。另外，对超出登记的诊疗科目范围执业的违法收入、违法药品器械也缺少"没收违法所得"、没收药品器械的处罚规定。建议应予修订。

2. 吊销医院的《医疗机构执业许可证》是难以执行的。医院不同于一般的诊所，因一般的超出登记的诊疗科目范围执业且累计收入在 3000 元以上的，或者进行一般的非法医疗广告，就吊销医院的《医疗机构执业许可证》，在现实中难以操作。但依据《卫生部关于实施吊销〈医疗机构执业许可证〉有关问题的批复》（卫政法发〔2006〕237 号）"根据《医疗机构管理条例》第四十七条、第四十八条的规定，对医疗机构诊疗活动超出登记范围或者使用非卫生技术人员从事医疗卫生技术工作情节严重的，卫生行政部门可以根据实际情况吊销医疗机构相关诊疗科目的执业许可。"之规定，可具有操作性。

3. 执行罚款有一定困难。因吊销了某肝病医院的《医疗机构执业许可证》，该院关门停业，没有主动缴纳处罚款和违法所得。因法定代表人找不到，授权委托人一走了之，行政执法部门无办法收缴罚款，同时也无法下达"催告书"，法院按规定不受理行政部门的强制执行申请。

三十七、伍某违反急救规范牟取私利案

【案情介绍】

2013年1月4日，某市卫生局收到患者家属投诉"某市第一人民医院执业医师伍某在不具备急救设备条件下牟取私利，私自转送患者。"2013年1月4日经市卫生局负责人批准立案，由该市卫生监督所负责调查核实。调查人员调取了患者陈某的出院记录、执业医师伍某的居民身份证复印件和《医师资格证书》复印件，伍某签字认可；对某市第一人民医院医务部副主任程某、执业医师伍某、ICU病房值班医师李某、ICU病房主治医师陈某、骨二科经治医师赵某、转送患者的司机曾某进行了依法询问，制作了询问笔录，该院医务部领导程某，执业医师伍某、李某、陈某、赵某，司机曾某均签名认可；同时，对患者家属陈某依法做了谈话记录，患者家属陈某签名认可。经调查，患者陈某，男，5岁，因车祸受伤到某市第一人民医院ICU病房救治。患者下肢血管神经损伤严重，病情危重，用呼吸机维持。伍某系某市第一人民医院"120"急诊科医师，未经医院同意，私自与患者家属联系，自请社会人员曾某的车辆（车内只有氧气、一个简易呼吸气囊、输液架，无其他急救设备和药品），转送患者到上级医院，途中患者死亡。伍某收取患者家属4000元，扣除给司机曾某的车辆使用费及同行护士的护理费，伍某自得700元。伍某使用不具备急救条件的车辆私自转送危重患者并牟取私利事实存在，违反了《中华人民共和国执业医师法》第二十二条："医师在执业活动中履行下列义务：（一）遵守法律、法规，遵守技术操作规范；"和第二十七条："医师不得利用职务之便，索取、非法收受患者财物或者牟取其他不正当利益。"的规定。2013年1月18日，形成了调查终结报告，报局领导批准同意调查终结，并建议依据《执业医师法》第三十七条："医师在执业活动中，违反本法规定，有下列行为之一的，由县级以上人民政府卫生行政部门给予警告或者责令暂停六个月以上一年以下执业活动；情节严重的，吊销其执业证书；构成犯罪的，依法追究刑事责任：（一）违反卫生行政规章制度或者技术操作规范，造成严重后果的；（十）利用职务之便，索取、非法收受患者财物或者牟取其他不正当利益的；"的规定，给予伍某警告并暂停一年医师执业活动的行政处罚。

2013年1月19日，经合议，认为伍某的违法事实成立，证据确凿，提出的拟处罚意见得当，某市卫生局向伍某送达了《行政处罚事先告知书》，告知伍某拟作出行政处罚的事实，理由及依据，并告知其享有陈述、申辩的权利。

伍某签收后书面申请举行听证会，市卫生局通知当事人伍某 3 月 30 日举行听证会。听证会上伍某提出：①转送患者去上级医院是经家属强烈要求并邀请的，提供的与家属签订的协议书上约定患者死亡，医生不应负责；②在休息时间转送患者，收取 700 元费用，是转送过程中的劳动报酬，不能视为利用职务之便，索取财物、牟取不正当利益。但伍某承认自己使用不具备急救设备和药品转送危重患者，违反了救治危重患者的技术操作规范。听证人员在充分听取双方意见后，经过综合评议提出以下意见：本案主体认定准确，违法事实清楚，证据确凿，适用法律正确，程序合法，经听证合议对伍某作出①警告；②责令暂停一年医师执业活动的行政处罚。

2013 年 3 月 31 日，某市卫生局卫生行政处罚案件审查科就该案的违法事实，证据采信，依据选择和决定裁量以及办案程序、处理意见提出来审查意见，认定该案违法事实清楚、证据确凿、理由充分、适用法律法规准确、程序正当、处罚得当，报局领导批准制作了《卫生行政处罚决定书》并送达伍某签收，伍某在送达回执中签收，并于次日完全履行处罚决定，案件结案。

【案件评析】

1. 该案是医疗机构的"120"急诊科执业医师伍某未经医院同意护送患者到上级医疗机构治疗，护送工具是社会车辆，车内急救设备又不符合技术规范，且个人收取了护送费用，途中患者死亡，患者家属投诉，导致了该案的发生。这类案件在医院"120"急诊科急救中经常遇到，但属医师个人行为的为数不多。

2. 因本案是在患者死后，家属投诉才被发现，因此没有事发现场的调查笔录，但通过案件相关人员的调查询问得以锁定违法当事人和违法事实。①通过对患者住院的医院医务科负责人、医院 ICU 病房主任、患者住院的经治医师、护送患者的执业医师伍某询问得知，护送患者转诊没有征得院方同意，属伍某个人所为；②通过对转诊中开车的司机、患者家属及执业医师伍某的询问得知，转诊 ICU 病房的危重患者陈某用的车辆属社会车辆，配备只有简单的医用设备，不具备危重患者转诊用的急救设备，患者在途中出现紧急危险时，可因缺乏及时有效抢救而导致患者死亡，因此可认定后果严重；③患者家属、伍某、转诊司机均证实转诊费用为 4000 元，伍某个人收取 700 元；④伍某提供的《医师执业证书》、个人身份证信息证实伍某系该院"120"急诊科的执业医师，具有完全承担法律责任的能力。

3. 伍某是医院"120"急诊科的执业医师，在紧急情况下救治病人是合法的，依照《中华人民共和国执业医师法》第二十四条："对急危患者医师应当采取紧急措施及时进行诊治，不得拒绝急救处置"。在本案中患者是住在医院 ICU 病房的危重患者，院方正在积极组织救治，不同意转院治疗，并明确告知其家属转院途中有风险。在没有院方的同意和支持下，伍某仍利用仅有简单医疗设备的社会车辆护送患者，作为"120"急诊科的执业医师，应当清楚护送危重患者必备的医疗设备和药品。《中华人民共和国执业医师法》第二十二条第一项："医师在执业活动中履行下列义务：（一）遵守法律、法规，遵守技术操作规范……"，伍某的行为没有遵守转诊危重患者的技术规范；同时伍某在护送患者过程中履行医师职责时，收取了患者家属费用，违法了《中华人民共和国执业医师法》第二十七条的规定："医师不得利用职务之便，索取、非法收受患者财物或者牟取其他不正当利益"。依照《中华人民共和国执业医师法》第三十七条第一项、第十项"医师在执业活动中，违反本法规定，有下列行为之一的，由县级以上人民政府卫生行政部门给予警告或者暂停六个月以上一年以下执业活动；情节严重的，吊销其执业证书；构成犯罪的，依法追究刑事责任：（一）违反卫生行政规章制度患者技术操作规范，造成严重后果的；……（十）利用职务之便，索取、非法收受患者财物或者牟取其他不正当利益的；……"的规定，给予伍某责令暂停一年医师执业活动的行政处罚是适当的。

4. 本案中被处罚人提出了陈述、申辩意见，提交了听证申请，卫生行政机关组织了听证，如果在规定的期限内当事人申请了复议或提起上诉，还应附复议决定书或法院判决书。

【思考建议】

伍某一直强调本意是为患者服务，尽管收取适当的报酬，没有主观上的故意；其实在行政责任追究中，有一个基本原则即行政处罚"不问主观状态"原则：在卫生行政执法中，只要行为人从事了行政违法行为，除非存在法定免责事由或免责条件，都必须要承担一定的法律责任，而不管行为人的主观要件是否为故意或过失。这就是说，卫生行政处罚只需要依据行为人客观上有违反行政管理秩序行为的事实证据，而不需要考虑其主观上有无故意或者过失。这是行政处罚的"不问主观状态"原则。

遵循"行政处罚不问主观状态"原则，客观情节证据是唯一能证明行为人违法的证据，而不能以行为人主观心理的证据作为卫生行政处罚的证据。即使行为人主观上有故意违法的认识因素和意志因素，如果不是"即遂"就不能处罚，而刑法对"未遂"犯罪是要给予刑罚的；同样，即使行为人主观上没有故意违法的认识因素和意志因素，但只要在客观上（因过失而致）实施了违法行为或产生了违法后果，也必须依法予以行政处罚。

例如：《血液制品管理条例》第十二条规定："单采血浆站在采集血浆前，必须对供血浆者进行身份识别并核实其《供血浆证》，确认无误的，……"。法规明确规定了单采血浆站对供血浆者的"身份识别"责任，并且，这里的身份识别不是一个简单的形式审查，而是严格的实质审查，其识别标准是："确认无误"，而许多单采血浆站却以"技术手段欠缺，无法识别身份证真假"为由规避严格审查责任。我们必须清楚，权利可以放弃，义务必须履行，不依法履行义务，就应当承担相应的法律责任，无论是故意或过失，只要没有真正履行身份识别审查义务，没有达到"确认无误"审查标准都应当受到法律责任追究。

所以说，故意与过失不影响违法行为的认定，只是自由裁量时需要考虑的情形！

因此，伍某私自转送在医院接受救治的患者，并在转诊途中没有配备必需的急救设备，没有遵守转诊的技术规范。伍某违反了《执业医师法》的规定，为了维护法律的尊严，维护医疗管理秩序，必须依法追究伍某的行政法律责任。

三十八、丁某非医师行医案

【案情介绍】

2013 年 5 月 28 日南县卫生局接到群众举报，在某县茅草街镇长宁村四组有一诊所，涉嫌无证行医致人死亡。某县卫生局卫生监督所的监督员立即对某诊所进行调查，情况为患者彭某于 2013 年 5 月 25 日上午在某诊所输液过程中死亡，监督员现场检查该诊所没有取得《医疗机构执业许可证》，诊所从业人员丁某无任何行医资格，当即制作了《现场检查笔录》，调取了某诊所的《药品进货单》，以及该诊所负责人丁某的身份证复印件，同时对该负责人丁某及其儿子丁某进行了询问，制作了《询问笔录》，对诊所内的四箱药品进行了证据保存，张贴了取缔公告，并对现场检查情况照像 7 张。同时调取了公安机关对某诊所的《检查笔录》、对丁某的讯问笔录、死者的儿子云某、云某某以及死者邻居王某的询问笔录复印件。2013 年 6 月 5 日完成该案调查，形成了调查终结报告，查明了某诊所的违法事实，并提出了处理意见。经调查，丁某在未取得《医疗机构执业许可证》和《医师资格证》、《执业医师证》的情况下，在某县茅草街镇长宁村四组开设某诊所从事诊疗活动已 1 年，某诊所无证行医违法事实成立，应当依法给予相应的行政处罚。依据《中华人民共和国执业医师法》第三十九条："未经批准擅自开办医疗机构行医或者非医师行医的，由县级以上人民政府卫生行政部门予以取缔，没收其违法所得及其药品、器械，并处 10 万元以下的罚款；对医师吊销其执业证书；给患者造成损害的，依法承担赔偿责任；构成犯罪的，依法追究刑事责任。"的规定，对丁某做出了责令立即停止诊疗活动、没收药品四箱、罚款 30000 元的行政处罚，并依法告知了当事人丁某享有的相关权利，当事人自觉履行了处罚。

【案件评析】

1. 证据充分。有某诊所的现场检查笔录、当事人丁某及其儿子丁某的询问笔录，有公安机关制作的某诊所的《检查笔录》、对丁某的讯问笔录、死者的儿子云某、云某某以及死者邻居王某的询问笔录复印件，同时调取了某诊所的药品进货单，对现场检查情况进行了照像取证，能形成完整的证据链。

2. 法律适用方面。丁某未取得《医师资格证》和《执业医师证》在某县茅草街镇长宁村开设诊所从事诊疗活动的行为违反了《中华人民共和国执业医师法》第十四条第二款关于"未经医师注册取得执业证书，不得从事医师执业活动"的规定，应依据《中华人民共和国执业医师法》第三十九条规定："未经批准擅自开办医疗机构行医或者非医师行医的，由县级以上人民政府卫生行政部门予以取缔，没收其非法所得及药品、器械，并处以 10 万元以下的罚款"，实施行政处罚。根据《某县卫生局行政处罚自由裁量权基准》规定："未经批准擅自开办医疗机构行医或者非医师行医可以加重处罚的几种情形：（2）行医的人员为非卫生技术专业人员；（3）擅自执业时间在三个月以上；……（二）违法行为超过以上 7 种情形中 2 项的，处以 3 万元罚款，情节严重的处 5 万元罚款，并予以取缔，没收违法所得及其药品、器械，对医师吊销其执业证书；……某诊所的执业人员丁某为非卫生技术专业人员，且擅自执业时间超过 3 个月，因此对丁某处以 3 万元的罚款比较适当。

因丁某的行为涉嫌构成无证行医罪，已移送公安部门查处，后因死者家属拒绝尸检，公安部门中止调查。

【思考建议】

如何适用《中华人民共和国执业医师法》第三十九条或《医疗机构管理条例》第四十四条？

无证行医查处过程中，如何适用《中华人民共和国执业医师法》第三十九条或者适用《医疗机构管理条例》第四十四条？法理与实践上争议颇多，监督员也甚感困惑。

《中华人民共和国执业医师法》"第三十九条，未经批准擅自开办医疗机构行医或者非医师行医的，由县级以上人民政府卫生行政部门予以取缔，没收其违法所得及其药品、器械，并处 10 万元以下的罚款；对医师吊销其执业证书；给患者造成损害的，依法承担赔偿责任；构成犯罪的，依法追究刑事责任。"

《医疗机构管理条例》"第四十四条，违反本条例第二十四条规定，未取得《医疗机构执业许可证》擅自执业的，由县级以上人民政府卫生行政部门责令其停止执业活动，没收非法所得和药品、器械，并可以根据情节处以 1 万元以下的罚款。"

《中华人民共和国执业医师法》第三十九条将无证行医违法行为模式分为了两类，一是非医师行医，二是医师"未经批准擅自开办医疗机构行医"，在适用法律上难以明确的就是有关医师"未经批准擅自开办医疗机构行医"或称之为"未取得《医疗机构执业许可证》擅自执业"这一问题，因为事实上二者的违法行为模式相类似，但法律后果（法律处理）却明显不同，如何适用法律？自然成了摆在执法者面前的难题。

（一）法理讨论

1. 上位法优于下位法，特殊规定优于一般规定原则的适用。

虽然《中华人民共和国执业医师法》第三十九条与《医疗机构管理条例》第四十四条对于医师未经批准（即未取得《医疗机构执业许可证》）擅自执业的违法行为，规定了不同的法律后果，但从两个法律规范的违法主体上看，可以看出，《中华人民共和国执业医师法》第三十九条"未经批准擅自开办医疗机构行医"的违法主体是"医师"，而《医疗机构管理条例》第四十四条的违法主体是一般主体，因此，对未取得《医疗机构执业许可证》擅自行医的医师来说，《中华人民共和国执业医师法》是上位法，是特别规定，而《医疗机构管理条例》则是下位法，是一般规定，按照上位法优于下位法，特别规定优于一般规定的适用原则，对于未经批准开办医疗机构（即未取得《医疗机构执业许可证》）执业的医师应适用《中华人民共和国执业医师法》第三十九条。

2. 医师"未经批准擅自开办医疗机构行医"的违法行为属牵连性违法行为。

牵连性违法行为是指行为人出于一个违法目的实施违法行为，其方法（手段）行为或结果行为又触犯了其他法律规范的违法行为。其特征是：

（1）为实现一个违法目的实施了数个不同的违法行为，通常包括目的行为和手段行为或结果行为。

（2）所实施的数个行为，触犯了数个不同法律规范。

（3）所实施的目的行为与其方法行为或者结果行为之间有牵连关系。

牵连的形式表现有三种：

（1）目的行为与方法行为牵连。

（2）目的行为与结果行为牵连。

（3）同一目的的行为先后与手段行为和结果行为牵连。

医师擅自开办医疗机构的目的是行医，其擅自开办医疗机构只是为了达到行医目的采用的一个方法（手段），虽然这一牵连性违法行为同时触犯了《中华人民共和国执业医师法》和《医疗机构管理条例》，但两个法律规范规定的法律后果比较，《中华人民共和国执业医师法》显然比《医疗机构管理条例》法律后果更重，因此，根据牵连性违法行为择一重罚处理原则，对于未经批准擅自开办医疗机构（即未取得《医疗机构执业许可证》）行医的医师，应适用《中华人民共和国执业医师法》第三十九条。

（二）适用建议

1. 设置者与行医者不是同一人

（1）对设置者，适用《医疗机构管理条例》第四十四条。

（2）对行医者，医师，适用《执业医师法》第三十七条；非医师，适用《执业医师法》第三十九条。

2. 设置者与行医者是同一人。未经批准擅自开办医疗机构行医，（医师、非医师）均适用《执业医师法》第三十九条。

三十九、某诊所诊疗活动超出登记范围案

【案情介绍】

2013 年 8 月 25 日，某县卫生局卫生监督员对某诊所检查发现：诊所内摆放有 KU-800 全自动血细胞分析仪等医学检验设备，有标识的"韦某诊所血液细胞分析检验报告单"209 张，现场检查时，覃某、黄某、韦某等 7 人均未能出示医师或护士资格证书和执业证书开展诊疗活动；查该诊所门诊患者就诊日志发现，2013 年 7 月 11 日该诊所医师黄某某接诊的患者李某初步诊断为"肺 TB"，未能出示传染病报告相关记录，卫生监督员当场下达卫生监督意见书责令限期改正。经 3 次进入现场调查，查阅并调取了相关资料作为证据，询问了相关人员，覃某、黄某、韦某等 7 人未取得相关资格证书和执业证书独立开展诊疗活动的证据不足。但调查证实，该诊所核准登记的诊疗科目为西医内科、儿科，在非急诊和急救情况下，未按照核准登记的诊疗科目开展诊疗活动，超出登记范围开展了血常规检验，因查不到检验收费相关票据或记录，检验累计收入无法认定；使用护士莫某、黄某等卫生技术人员从事本专业以外的活动即血常规检验以及未按照规定报告传染病疫情。

主要证据：现场笔录 3 份；询问笔录 5 份；检验报告单 221 张；门诊日志 2 本；门诊病历及处方笺 1 张；排班表 1 本；某县疾病预防控制中心证明材料 1 份；现场检查拍摄照片 18 张；韦某诊所《医疗机构执业许可证》复印件 1 份；负责人韦某身份证、派出所证明、毕业证、执业医师资格证书、执业证书复印件各 1 份；医师黄某身份证、毕业证、执业医师资格证书、执业证书复印件各 1 份；医师黄某某身份证、毕业证、执业助理医师资格证书、执业证书复印件各 1 份；医师覃某身份证、毕业证复印件各 1 份；护士莫某身份证、毕业证、初级专业技术资格证书、护士执业证书复印件各 1 份；护士黄某身份证、毕业证复印件各 1 份。

经合议认为，当事人的行为违反了《医疗机构管理条例》第二十七条、第二十八条和《中华人民共和国传染病防治法》第三十条第一款的规定。依据《医疗机构管理条例》第四十七条、第四十八条和《医疗机构管理条例实施细则》第八十条第一款第（一）项、第八十一条第一款第（一）项及第二款，《中华人民共和国传染病防治法》第六十九条第（二）项的规定，拟给予以下行政处罚：①未按照核准登记的诊疗科目开展诊疗活动，予以警告，并处以 3000 元罚款；②使用非卫生技术人员从事医疗卫生技术工作，处以 5000 元罚款；③未按照规定报告传染病疫情，给予警告；以上三项合并拟予以警告，并处以 8000

元罚款。处罚事先告知书于 2013 年 11 月 19 日送达当事人，当事人表示放弃听证权，但提出异议，认为以超范围和使用非卫技同时对他进行处罚属一事二罚。卫生行政机关对当事人提出的陈述申辩意见，多次组织集体讨论，并请示有关专家，认为本案当事人的行为是同一个违法行为，就是超范围开展了检验，至于使用护士等卫生技术人员从事血常规检验只是实施检验过程中的一个手段，最后形成决议，变更原拟定的处罚，以未按照核准登记的诊疗科目开展诊疗活动及未按照规定报告传染病疫情对当事人予以警告，并处以 3000 元罚款。县卫生局于 2013 年 11 月 25 日向当事人下达了《行政处罚决定书》。当事人无异议，自觉履行了处罚决定。本案于 2013 年 12 月 13 日结案。

【案件评析】

本案需重点关注的是法律竞合的问题。该诊所使用护士从事血常规检验的行为，既是违反了《医疗机构管理条例》第二十七条"医疗机构必须按照核准登记的诊疗科目开展诊疗活动。"的规定，又违反了《医疗机构管理条例》第二十八条"医疗机构不得使用非卫生技术人员从事医疗卫生技术工作。"的规定，对这样的行为如何认定，存在较大分歧，主要有两种意见：

一种意见认为，该诊所存在两种违法行为，即未按照核准登记的诊疗科目开展血常规检验以及使用护士从事本专业以外的活动，即血常规检验，应当按照《医疗机构管理条例》第四十七条、第四十八条之规定，对两种违法行为分别进行认定、处罚、合并执行。

另一种意见认为，此案未按照核准登记的诊疗科目开展诊疗活动的行为中，包含了使用非卫生技术人员的行为，使用非卫生技术人员只是他们超范围行医的一个手段，按照牵连行为吸收原则，应认定为一个违法事实，按照《行政处罚法》的规定，对一个违法行为不能给予两次以上的罚款，因此对上述行为只能予以一次的处罚。

《行政处罚法》第二十四条规定，对当事人的同一个违法行为，不得给予两次以上罚款的行政处罚。本条是对行政处罚的一事不再罚原则的规定。一事不再罚原则是指对违法当事人的同一个违法行为，不得以同一事实和同一理由给予两次以上的行政处罚。同一事实和同一理由是一事不再罚原则的共同要件，二者缺一不可。本案中当事人的违法行为实际上只有一个，就是开展了血常规检验，如果对该行为中存在的超范围行医和使用非卫生技术人员两种违法行为分别予以罚款处罚则有违"一事不再罚"原则。借鉴"择一重罚"的原理，卫生行政部门最终采纳了第二种观点，以未按照核准登记的诊疗科目开展诊疗活动进行处罚。

【思考建议】

一个违法行为违反了两个以上法律规范并由两个以上行政机关实施处罚的。这里所说的违反两个以上法律规范，是指同一个法律事实，同时符合了两个以上法律规范要件的情形。这种情况属于法律规范之间的竞合现象，包括想象竞合以及法条竞合两种情况。

（一）想象竞合特征

1. 行为人出于一个目的，实施了一个违法行为。

2. 违反了两个或者两个以上法律规范规定的不同义务。

3. 处理原则：重罚吸收轻罚。

（二）法条竞合特征

1. 行为人出于一个目的，实施了一个违法行为。

2. 违反了两个或者两个以上法律规范规定的相同义务。

3. 处理原则：特别法优于普通法；后法优于前法。

牵连行为是指行为人出于一个违法目的实施违法行为，其方法行为或结果行为又触犯其他法律规范的违法形态。其特征是：

（1）为实现一个违法目的实施了数个不同的违法行为，通常包括目的的行为和手段行为或结果行为。

（2）所实施的数个行为，触犯了数个不同法律规范。

（3）所实施的目的行为与其方法行为或者结果行为之间有牵连关系。

牵连的形式表现有三种：

（1）目的行为与方法行为牵连。

（2）目的行为与结果行为牵连。

（3）同一目的的行为先后与手段行为和结果行为牵连。

处理原则：择一重罚。

四十、某医院出卖无偿献血血液案

【案情介绍】

2013 年 4 月 16 日，某省卫生监督所对某民营医院进行监督检查时发现，该医院输血科《收发血登记本》记录自 2012 年 12 月 26 日，将从市中心血站取来的无偿献血血液 8 袋红细胞悬液（共 3200 毫升），以每袋 460 元的价格转售给 B 民营医院。执法人员现场拍照《收发血登记本》记录 6 张，当场制作了《现场笔录》，并对 2 名输血科工作人员进行了询问调查，制作《询问笔录》2 份，当事人称是 B 医院主动请求该医院转让血液。以上违法事实清楚，证据确凿，卫生行政部门以该医院违反了《中华人民共和国献血法》第十一条的规定，依据《中华人民共和国献血法》第十八条第二项的规定，没收某医院违法所得叁仟陆佰捌拾元整，罚款人民币壹万陆仟元整，责令立即改正违法行为。由于证据充分、事实清楚，当事医院放弃听证权利，自觉履行行政处罚决定。

2013 年 4 月 17 日，卫生监督执法人员进一步追踪 8 袋红细胞悬液去向，对 B 民营医院现场调查，通过调取手术麻醉记录单、交叉配血报告单，查实 8 袋红细胞悬液确系 B 医院购买并已经用于手术；B 医院承认是其主动请求某医院转让血液。检查中还发现，B 医院医疗废物暂存处未设置警示标志。现场制作现场笔录、讯问笔录、证据拍照，按照处罚程序，卫生行政部门以 B 医院使用非卫生行政部门指定血站提供的血液，违反了《医疗机构临床用血管理办法》第十三条第一款规定，依据《医疗机构临床用血管理办法》第三十六条的规定、对 B 医院作出警告，罚款人民币壹万陆仟元整，责令立即改正违法行为。针对该医院医疗废物暂存处未设置警示标志，违反了《医疗废物管理条例》第十七条第二款规定，依据《医疗废物管理条例》第四十六条第一项之规定，对 B 院作出警告，罚款人民币肆仟元整。合并罚款贰万元整。当事医院放弃听证权利，自觉履行行政处罚决定。

【案件评析】

本案案情并不复杂，主体认定准确、事实清楚、证据确凿、符合法定程序，自由裁量合法合理。值得注意的是，两个医疗机构之间转售血液，B 民营医院承认是其主动请求某医院转让血液，某医院在了解相关规定的情况下实施了转让。我们在实施行政处罚时依据不同法律法规，进行了分别处罚。对出售血液的医疗机构，依据《中华人民共和国献血法》处罚；对购买血液医疗机构，依据《医疗机构临床用血管理办法》进行处罚。

《中华人民共和国献血法》第十一条规定"无偿献血的血液必须用于临床，不得买卖。血站、医疗机构不得将无偿献血者的血液出售给单采血浆站或者血液制品生产单位。"第十八条第二项规定"血站、医疗机构出售无偿献血的血液的，由县级以上地方人民政府卫生行政部门予以取缔，没收违法所得，可以并处十万元以下的罚款；构成犯罪的，依法追究刑事责任"。该法对购买血液一方无处罚规定。《医疗机构临床用血管理办法》第十三条规定"医疗机构应当使用卫生行政部门指定血站提供的血液。"《医疗机构临床用血管理办法》第三十六条规定"医疗机构使用未经卫生行政部门指定的血站供应的血液的，由县级以上地方人民政府卫生行政部门给予警告，并处 3 万元以下罚款；情节严重或者造成严重后果，对负有责任的主管人员和其他直接责任人员依法给予处分。"因此，本案对两家医疗机构的行政处罚适用法律法规正确。

本案值得借鉴的是卫生监督执法人员在两个医疗机构都进行细致的调查取证，证据采集十分繁琐，取证过程涉及输血科设置、交叉配血管理、麻醉管理、手术病历管理等各方面。调查取证过程体现较高的技术性，隐藏在大量手术病历中，需要仔细分析提取。调取的证据相互印证，形成证据链，有力的证实违法行为的存在，为案件的有效办理，及时结案提供了可靠保证。

【思考建议】

1. 本案事实清楚、证据确凿，最后对某医院和 B 医院以两起案件进行处罚。笔者认为，本案也可以合并为一个案件完成。也就是当执法过程中存在多个违法主体，一个相互关联的违法行为时，我们可以证据共用、分别裁量、分别处罚，使案件案情更加清晰简要。

2.《医疗机构临床用血管理办法》第二十六条第二款规定，因应急用血或者避免血液浪费，在保证血液安全的前提下，经省、自治区、直辖市人民政府卫生行政部门核准，医疗机构之间可以调剂血液。具体方案由省级卫生行政部门制订。对出售或转让血液的违法行为，适用《中华人民共和国献血法》虽然正确，但比较宽泛。建议《医疗机构临床用血管理办法》应当对未经批准的医疗机构调剂血液、是否加价、属于销售、转让，做出详细规定，便于操作，合法合理的规定、处罚，以体现过罚相当原则。

3. 提高医疗卫生监督的技术含量是当务之急。目前各地对医疗机构监督管理，一般停留在简单、表层、资格（机构资质和人员资质）管理阶段。随着我国经济的迅速发展，医改的不断深入，医疗技术水平和管理水平将会大幅度提高，医疗卫生监督工作应当与时俱进。各级卫生监督机构要加强各类技术规范、抗菌药物使用、二、三类技术、医学伦理等方面研究学习。笔者认为，国家、省级卫生行政部门要加强对监督人员的培训，从深层、复杂、技术规范、技术含量等方面提高医疗卫生监督管理水平。

四十一、某口腔诊所《放射诊疗许可证》
未按规定进行校验案

【案情介绍】

2013 年 4 月 25 日，北京市某区卫生局卫生监督所对某口腔诊所进行现场监督检查时发现：该单位《医疗机构执业许可证》（以下为《医证》）发证日期为 2012 年 1 月 5 日，校验工作已于 2013 年 1 月 5 日完成。该单位《放射诊疗许可证》（以下为《放证》）某卫放证字（2012）第 0000000 号，许可项目：X 射线影像诊断（不含 CT），发证日期为 2012 年 1 月 17 日，许可证上标注的校验记录为 2013 年 1 月，无卫生行政部门加盖的校验专用章，故卫生行政部门认定该单位《放证》未与《医证》同时校验。卫生行政部门认为该单位违反了《放射诊疗管理规定》第十七条第一款，依据《放射诊疗管理规定》第三十八条第（二）项的规定，给予该单位警告、并处罚款人民币贰仟元整的行政处罚。接到行政处罚决定书后，该单位未提出行政复议或行政诉讼，并在接到行政处罚决定书 15 日内履行了行政处罚决定。

【案件评析】

本案是一起典型的《放证》未与《医证》同时校验的案件。针对此类案件，违法事实的认定，关键要收集证据证明《放证》未与《医证》同时校验。根据《医疗机构管理条例细则》第三十五条"床位在一百张以上的综合医院、中医医院、中西医结合医院、民族医院以及专科医院、疗养院、康复医院、妇幼保健院、急救中心、临床检验中心和专科疾病防治机构的校验期为 3 年；其他医疗机构的校验期为 1 年"。本案中卫生行政部门经过对该单位《医证》的核对，其属于《医疗机构管理条例细则》第三十五条之规定"其他医疗机构校验期为 1 年"，并校验工作已于 2013 年 1 月 5 日完成，而《放证》未做到与《医证》同时校验。医疗机构的行为违反《放射诊疗管理规定》第十七条第一款的规定"《放射诊疗许可证》与《医疗机构执业许可证》同时校验，申请校验时应当提交本周期有关放射诊疗设备性能与辐射工作场所的检测报告、放射诊疗工作人员健康监护资料和工作开展情况报告。"卫生行政部门依据《放射诊疗管理规定》第三十八条第一款第（二）项的规定"医疗机构有下列情形之一的，由县级以上卫生行政部门给予警告、责令限期改正，并可以根据情节处以 3000 元以下的罚款；情节严重的，吊销其《医疗机构执业许可证》（二）未办理诊疗科目登记或者未按照规定进行校验的;",对其给予该单位警告、并处罚款人民币贰仟元整的行政处罚。在本案中卫生行政部门对违法事实认定清楚,引用法律正确,处罚裁量适当。

【思考建议】

卫生行政部门对本案单位的违法行为,进行行政处罚的目的是规范医疗机构《放证》的管理工作。《放证》校验工作是对医疗机构放射诊疗工作进行的一次梳理督促,对于及时改进医疗机构放射诊疗执业活动中存在的问题,提高医疗机构放射诊疗水平,规范放射诊疗行为具有重要意义。

北京市为了更好地规范医疗机构《放证》的管理,根据《放射诊疗许可证发放管理程序》第三条之规定"省级卫生行政部门可以根据本程序的规定,结合本地区实际情况,制定本行政区域内放射诊疗许可工作的具体实施程序。"制定了《北京市放射诊疗许可证发放管理程序》。但卫生行政部门在工作中,却很难根据此程序对医疗机构《放证》校验工作进行有效的规范管理。虽然此程序在第十八条中明确规定了"医疗机构应在《放射诊疗许可证》规定的校验月份内,向相应的卫生行政部门提出校验申请。逾期未提出校验申请的,卫生行政部门应依法予以注销。《放射诊疗许可证》每年校验一次有效。"的义务条款。由于没有制定相应的责任条款,导致在遇到医疗机构《放证》未在规定的校验月份完成校验工作,而《医证》的校验日期还在有效期内的情形时,卫生行政部门难以对该类行为进行行政处罚。例如:医疗机构《放证》上标注的校验记录为2012年4月,且未在规定月份完成校验工作,而《医证》的校验日期为2012年12月12日还在有效期内。医疗机构的行为虽然违反了《北京市放射诊疗许可证发放管理程序》第十八条的规定,但由于卫生行政部门没有相应的行政处罚依据,导致难以通过行政处罚手段对《放证》校验工作中的此类问题进行规范管理。

四十二、某诊所诊疗活动超出登记范围案

【案情介绍】

2011年12月15日某区卫生局接该区人口和计划生育局《关于某区某诊所涉嫌非法鉴定胎儿性别案件的移交函》及移送的相关证据材料和音像资料，该证据和影像资料证明赵某在自己经营的诊所为某省某市一孕妇做胎儿性别鉴定的违法事实。当日，某区卫生局执法人员迅速会同该区计生局执法人员前往该诊所进行调查。现场检查过程中执法人员在诊所一个上锁的柜子中发现B型超声显像仪1台、宫内节育器26个、性别预测试纸10盒等。同时给赵某做了现场检查笔录和询问笔录。2011年12月21日该区卫生局又进一步对该诊所及赵某违法事实进行了补充调查取证。赵某本人对其非法开展胎儿性别鉴定，超《医疗机构执业许可证》诊疗科目许可范围开展B超检查和上环、取环手术及其本人无影像学资格证书从事B超检查的违法事实均予以承认。

根据调查事实和证据，经过合议认为此案属于重大案件范畴（依法应吊销该诊所医疗机构执业许可证），按照《卫生行政处罚程序》于2011年12月26日对该诊所（赵某）作出了《行政处罚听证告知书》。根据当事人提出听证要求，某区卫生局于2012年1月4日对赵某本人下发了《行政处罚听证通知书》，并于2012年1月16日对该案件进行了听证。经听证合议，认为赵某的行为违反了《中华人民共和国人口与计划生育法》第三十五条的规定，依据《中华人民共和国人口与计划生育法》第三十六条第（二）项的规定，依法吊销赵某医师执业证书；该诊所的行为违反了《中华人民共和国人口与计划生育法》第三十五条和《医疗机构管理条例》第二十七条、第二十八条的规定，依据《中华人民共和国人口与计划生育法》第三十六条第（二）项和《医疗机构管理条例》第四十七条、第四十八条的规定，依法对该诊所作出：①警告；②罚款人民币贰万陆千元整；③没收违法所得人民币贰佰元整；④吊销该诊所医疗机构执业许可证等行政处罚的处罚，并于2012年1月17日有效送达当事人赵某。

赵某在接到卫生行政处罚决定书后，对上述行政处罚不服，于2012年4月12日以"处罚过重为由"向某区人民法院提起诉讼，请求撤销某区卫生局的行政处罚决定。某区人民法院于2012年5月31日下达了一审行政判决书，判决书表明：某区卫生局下达的行政处罚决定书，事实清楚，证据确凿、充分，适用法律准确，符合法定程序，予以维持。当事人不服一审判决，向某市中级人民法院提起上诉，某市中级人民法院于2012年9月5日

公开开庭进行了审理，经合议后下达了二审判决书，判决相对人的上诉请求不能成立，依法不予支持，驳回上诉，维持原判。二审判决后相对人仍不履行，某区卫生局申请区人民法院强制执行，于 2013 年 1 月 23 日追缴回罚款，到此整个案件结案。

【案件评析】

本案是一起由人口和计划生育局移交而引发的卫生行政处罚及诉讼案件。卫生行政部门在接到人口和计划生育局《关于涉案单位涉嫌非法鉴定胎儿性别案件的移送函》及移送的相关证据材料和音像资料后，依法进行调查取证、听证并进行了行政处罚，经过人民法院一审、二审认定卫生行政部门的具体行政行为事实清楚、证据确凿、程序合法、适用法律法规正确，予以支持，最后经卫生行政部门申请人民法院强制执行结案。

【思考建议】

在本案中，有以下几个方面值得进一步讨论：

1. 在本案中，当事人在听证中提出我局认定的部分违法行为（取环、上环），均是发生于《中华人民共和国人口与计划生育法》施行之前，而我局在取证时未对违法行为发生时间进行固定，当事人又是自 1995 年开始从事医学诊疗活动的，所以经过听证和合议，排除了取环、上环的违法行为，扣除了相应的违法所得。所以通晓相关法律法规及其对违法行为的追溯期，在证据的取得上，固定违法行为发生的时间、地点是非常关键的。

2. 本案是由人口和计划生育局移交了当事人非法鉴定胎儿性别的非正常录像资料和询问笔录等证据，我局在现场检查时只在诊疗场所的柜子内发现一台与录像资料相符的 B 超机，而未取到现场操作的证据。而对方在第一次询问笔录中也不承认从事过胎儿性别鉴定，第二次在看过录像和笔录后才承认仅做过这两个。在此案中，录像资料由人口和计划生育局偷拍偷录所得取得后移交我局。根据《最高人民法院关于行政诉讼证据若干问题的规定》第五十七条第（二）项的规定，以偷拍、偷录、窃听等手段获取侵害他人合法权益的证据材料不能作为定案依据。因此，对于隐蔽性强的非法执业行为的取证，现场执法取证确实存在很大难度，可以在不侵害当事人合法权益的前提下，采取偷拍偷录的形式进行调查取证。

3. 本案中，该医疗机构非法鉴定胎儿性别的行为既违反了《中华人民共和国母婴保健法》第三十二条第二款"严禁采用技术手段对胎儿进行性别鉴定，但医学上确有需要的除外"的规定，又违反了《中华人民共和国人口与计划生育法》第三十五条"严禁利用超声技术和其他技术手段进行非医学需要的胎儿性别鉴定；严禁非医学需要的选择性别的人工终止妊娠"的规定。对于这种法条竞合情形，如果未对该终止妊娠手术是否为"医学需要"的调查认定，按照法律适用从新的原则，适用《中华人民共和国人口与计划生育法》进行处罚。本案中，该诊所使用非卫生技术人员开展诊疗活动与超出登记范围开展诊疗活动的行为构成牵连，适用想象竞合，择一重罚处断。

4. 当事人自认是指当事人作出的认同行政执法部门事实主张的意思表示。《最高人民法院关于行政诉讼证据若干问题的规定》"第六十五条 在庭审中一方当事人或者其代理人在代理权限范围内对另一方当事人陈述的案件事实明确表示认可的，人民法院可以对该事实予以认定。但有相反证据足以推翻的除外。第六十七条 在不受外力影响的情况下，一方当事人提供的证据，对方当事人明确表示认可的，可以认定该证据的证明效力；对方当事人予以否认，但不能提供充分的证据进行反驳的，可以综合全案情况审查认定该证据的证明效力。"之规定，当事人自认具有"在行政执法过程中，当事人对案件事实明确表示承认，从而免除行政执法部门相应举证责任"的法律效力。但涉及身份关系的案件除外。

四十三、某门诊部未对放射诊疗设备进行
性能检测案

【案情介绍】

2013 年 8 月 21 日，某市卫生局卫生监督所卫生监督员对某区某门诊部进行现场监督检查，发现该院现使用北京万东 F52-8C 型 X 射线机 2012 年未进行设备性能检测。

卫生监督员就检查结果制作了《现场笔录》、《询问笔录》，对检查结果进行了确认，并于当日立案。该市卫生局卫生监督所经合议后依据《放射诊疗管理规定》第四十一条第（三）项要求某门诊部按《放射诊疗管理规定》立即改正违法行为，并处以①警告；②罚款人民币伍仟元整的行政处罚。8 月 21 日下达了《行政处罚事先告知书》，8 月 26 日下达了《行政处罚决定书》，认定该门诊部违反《放射诊疗管理规定》第二十条第一款第（二）项规定，依据《放射诊疗管理规定》第四十一条第（三）项要求某门诊部立即改正违法行为，并处以①警告；②罚款人民币伍仟元整的行政处罚。8 月 30 日该门诊部缴纳罚款，本案结案。

【案件评析】

该案案情简单，加上当事人的积极配合，整个调查取证工作进展顺利，证据质量较高，适用法律法规正确。由于证据充分，当事人放弃了听证权利，按时缴纳罚款并及时改正了违法行为。此案值得重点讨论的是如何合理运用现有法律法规的自由裁量权问题。行政处罚自由裁量权是指行政机关在实施行政处罚时，在法律规范的基本范围内，自主确定与违法行为、违法者特点相适应的处罚。具体包括三个方面：一是自主确定对违法行为应否进行处罚；二是自主确定处罚的形式；三是自主确定处罚的幅度。

从本案的调查过程看，卫生监督员 2013 年 8 月 21 日的《现场笔录》明确记载："该单位未见 2012 年设备性能检测报告"，对该门诊部负责人进行询问，笔录中该院负责人承认 2012 年未进行放射诊疗设备性能检测，所以该门诊部的行为认定为违反《放射诊疗管理规定》第二十条第一款第（二）项的规定，可以依照本法第四十一条第（三）项的规定予以处罚。这就遇到了在不违背法律规定的前提下，如何合理运用自由裁量权问题。依照《放射诊疗管理规定》第四十一条医疗机构违反本规定有下列行为之一的，由县级以上卫生行政部门给予警告，责令限期改正；并可处 1 万元以下的罚款：（一）购置、使用不合格或国

家有关部门规定淘汰的放射诊疗设备的；（二）未按照规定使用安全防护装置和个人防护用品的；（三）未按照规定对放射诊疗设备、工作场所及防护设施进行检测和检查的；（四）未按照规定对放射诊疗工作人员进行个人剂量监测、健康检查、建立个人剂量和健康档案的；（五）发生放射事件并造成人员健康严重损害的；（六）发生放射事件未立即采取应急救援和控制措施或者未按照规定及时报告的；（七）违反本规定的其他情形。

本案当事人的违法行为，违反了《放射诊疗管理规定》第四十一条第（三）项的规定，可以给予警告，责令限期改正；也可以并处一万元以下的罚款。结合当事人配合调查取证、对违法事实积极改正以及未造成严重后果等实际情况，经过合议决定予以当事人①警告；②罚款人民币伍仟元整的行政处罚。使行政处罚自由裁量权得到合法、合情、合理的运用。

【思考建议】

1. 本案在《合议记录》中提及参考《卫生行政处罚执法规范》确定了"一台设备罚款2500元"，与卫生行政部门依据《放射诊疗管理规定》第四十一条第（三）项进行处罚产生了歧义，笔者认为，卫生行政部门应在政府法制部门的领导下，建立完整的卫生行政处罚自由裁量标准，进行科学、合理、公正的行政处罚工作。

2. 本案中提及"由于证据充分，当事人放弃了听证权利"。按照《中华人民共和国行政处罚法》第四十二条第一款规定"行政机关作出责令停产停业、吊销许可证或者执照、较大数额罚款等行政处罚决定之前，应当告知当事人有要求举行听证的权利；当事人要求听证的，行政机关应当组织听证"。本案中是否应用听证程序进行行政处罚值得商榷。

四十四、某口腔医院未取得《放射诊疗许可证》从事放射诊疗活动案

【案情介绍】

2013 年 11 月 25 日，某市卫生局执法人员对某口腔医院进行例行检查发现，该口腔医院二楼拍片室有一台普兰梅卡 PROMAX 3D 型全景牙科 X 射线机和一台赛特力型牙科 X 射线机，有一名放射工作人员韦某正在从事放射诊疗工作，现场有 2013 年 11 月 25 日患者王某某的全景牙片一张，该医院出示了《医疗机构执业许可证》副本，但无法出示《放射诊疗许可证》。执法人员现场制作了《现场笔录》，并针对该院无法出示《放射诊疗许可证》对该医院院长周某某制作了《询问笔录》，并当场下达《卫生监督意见书》，责令该医院在未取得放射诊疗许可前立即停止放射诊疗工作。同时取证了该医院《医疗机构执业许可证》副本复印件、患者王某某的口腔全景牙片打印件，放射工作人员韦某正在工作照片，以及牙科射线机照片，陪同检查人、被询问人的《授权委托书》等相关证据，经初步审查确认该医院存在违法事实，并属本机关管辖，按照规定的权限和程序办理案件受理手续，并向主管科室负责人提出了《立案报告》申请，经科室负责人同意后对案件展开调查，并确定承办人员。

案件调查结束后，承办人就案情事实、对调查问题的性质认识，对当事人的责任分析以及处理意见等制作了案件调查终结报告。调查认定该口腔医院未取得《放射诊疗许可证》开展放射诊疗工作，违反了《放射诊疗管理规定》第四条第二款，第十六条的规定，依据《放射诊疗管理规定》第三十八条第一项的规定，提出处以警告，罚款 1000 元的行政处罚的建议。

11 月 25 日三名卫生监督员对案件进行合议后，11 月 26 日向该口腔医院下达《行政处罚事先告知书》，告知当事人的违法行为，将要作出的行政处罚决定的理由和依据等。并告知当事人享有陈述和申辩的权利。同时，制作《行政处罚审批表》报卫生行政机关负责人审批。

经卫生行政机关负责人审批，12 月 13 日签署了处罚决定，并于 12 月 23 日向该医院下达《行政处罚决定书》，当场宣告后交付该院受委托人员签收，并取得《送达回执》。该医院于 2013 年 12 月 23 日自觉向指定银行缴纳罚款，在规定的时间内既未申请行政复议也未提起行政诉讼，该案件结案。

【案件评析】

1. 本案是依据违反《放射诊疗管理规定》第四条第二款"医疗机构开展放射诊疗工作，应当具备与其开展的放射诊疗工作相适应的条件，经所在地县级以上地方卫生行政部门的放射诊疗技术和医用辐射机构许可"。第十六条"未取得《放射诊疗许可证》或未进行诊疗科目登记的，不得开展放射诊疗工作"进行处罚，经取证该医院《医疗机构执业许可证》副本，确定该医院名称，登记证号，以及有效期限均在范围之内，该医院该案被处罚主体认定准确。《放射诊疗管理规定》第三条规定"县级以上地方人民政府卫生行政部门负责本行政区域内放射诊疗工作的监督管理"，某市卫生局具有执法资格。本案相关执法人员均已取得行政执法资格，两人以上执法人员进行执法，制作的执法文书均以卫生行政机关的名义，未出现卫生监督机构的名称，对外使用的执法文书，均加盖卫生行政机关印章。

2. 我们国家对放射诊疗工作实行许可登记制度，实行准入管理模式。根据《放射诊疗管理规定》第四条规定："医疗机构开展放射诊疗工作，应当具备与其开展放射诊疗工作相适应的条件，经所在地县级以上地方卫生行政部门的放射诊疗技术和医用辐射机构许可。"在本案中，该医院有放射诊疗设备、人员，并有开展放射诊疗行为的证据，患者的全口腔牙片，违法事实简单清晰，因此违法事实认定清楚。

3. 在本案中该口腔医院未取得放射诊疗许可从事放射诊疗工作。违反了《放射诊疗管理规定》第四条第二款"医疗机构开展放射诊疗工作，应当具备与其开展的放射诊疗工作相适应的条件，经所在地县级以上地方卫生行政部门的放射诊疗技术和医用辐射机构许可"。第十六条"未取得《放射诊疗许可证》或未进行诊疗科目登记的，不得开展放射诊疗工作"，依据《放射诊疗管理规定》第三十八条第一项规定："医疗机构有下列情形之一的，由县级以上卫生行政部门给予警告、责令限期改正，并可以根据情节处以3000元以下的罚款；情节严重的，吊销其《医疗机构执业许可证》。（一）未取得放射诊疗许可从事放射诊疗工作的"，给予该医院警告、罚款1000元的行政处罚，在合理的自由裁量范围内。

4. 本案在调查过程中制作了《现场笔录》、《询问笔录》、放射工作人员开展工作照片，放射诊疗设备存在状况照片，患者全口腔牙片打印件，印证违法事实，取证医院的《医疗机构执业许可证》副本复印件，证明违法行为主体，相关人员的《授权委托书》证明均所做证据为职务行为，且代表医院的立场观点。《现场笔录》客观真实，贴近案情，详略得当。《询问笔录》紧扣现场，重点突出，讲究策略。《现场笔录》与《询问笔录》、病历等相关证据相互印证，形成完整证据链。

5. 该案为一般程序行政处罚案件，按照《中华人民共和国行政处罚法》第三条"没有法定依据或者不遵守法定程序的，行政处罚无效"。本案严格按照《行政处罚法》、《卫生行政处罚程序》规定的一般程序案件进行受理、立案、案件调查（现场笔录、询问笔录、相关证据）、调查终结、合议、行政处罚事先告知、处罚决定审批，行政处罚决定下达、案件结案的法定程序。并严格按照 2012 版《卫生行政执法文书规范》制作执法文书，各个步骤前后顺序和时限严格把握，不存在程序上的漏洞。

【思考建议】

《放射诊疗管理规定》与《医疗机构管理条例》法规衔接上存在问题，地方卫生行政部门，医疗机构设置许可与放射诊疗许可并不在同一部门进行，医疗机构在申请《医疗机构执业许可证》时，一并申请了医学影像科这一诊疗科目，而在《放射诊疗管理规定》第十六条规定"医疗机构取得《放射诊疗许可证》后，到核发《医疗机构执业许可证》的卫生行政执业登记部门办理相应诊疗科目登记手续。执业登记部门应根据许可情况，将医学影像科核准到二级诊疗科目"。在本案中，该口腔医院《医疗机构执业许可证》诊疗科目已包含"医学影像科；X 线诊断专业；CT 诊断专业"，虽然这些诊疗科目的存在不影响本案的执行，但对于整个卫生行政部门对政策把握和公信力，存在一定负面影响。

四十五、某医院未按照规定配置放射个人剂量计案

【案情介绍】

2013 年 8 月 6 日下午 15 时 10 分，某卫生执法监督机构执法人员在××县人民医院监督检查发现：××县人民医院疼痛科主任邢××在放射科 CT 室 CT 机的引导下为患者进行穿刺手术时未佩戴个人剂量计。执法人员对此当场制作了《现场笔录》、《询问笔录》和《调取证据清单》，并对现场进行了拍照。经过对××县人民医院分管放射防护工作的院长李××、设备科科长蔡×的进一步调查，证实了该院未给疼痛科主任邢××配置个人剂量计和防护设备，邢××在接触放射线的工作时未佩戴个人剂量计的违法行为。根据《中华人民共和国职业病防治法》第二十六条第二款的规定：对放射工作场所，用人单位必须配置防护设备和报警装置，保证接触放射线的工作人员佩戴个人剂量计。该院未给疼痛科主任邢××配置防护设备，违法事实清楚，证据确凿，建议依法予以从重处罚。该单位未保证接触放射线的工作人员佩戴个人剂量计，该行为违反了《中华人民共和国职业病防治法》第二十六条第二款的规定，依据《中华人民共和国职业病防治法》第八十九条、第七十六条第（三）项的规定，责令××县人民医院立即为放射工作人员邢××配置防护设备和个人剂量计，并处以 52000 元的罚款。

【案件评析】

《中华人民共和国职业病防治法》第二十六条第二款的规定：对放射工作场所，用人单位必须配置防护设备和报警装置，保证接触放射线的工作人员佩戴个人剂量计。该条款是新修订的《中华人民共和国职业病防治法》中对放射工作场所唯一作出特别规定的法条，适用于医疗机构放射工作场所。另据《中华人民共和国职业病防治法》第八十九条，对医疗机构放射性职业病危害控制的监督管理，由卫生行政部门依照本法的规定实施。因此，××县人民医院未保证放射工作人员邢××在接触放射线的工作时佩戴个人剂量计的违法行为，适用《职业病防治法》对其进行处罚适用法律正确。

【思考建议】

从各地的医疗机构放射卫生案件处罚情况来看，部分卫生执法监督机构在对类似案件进行处罚时均使用《放射诊疗管理规定》第二十二条"放射诊疗工作人员应当按照有关规

定佩戴个人剂量计。"来进行处罚，没有进一步深究放射工作人员是为什么没佩戴个人剂量计的违法行为？笔者认为以下两种情形应加以区分开来：一、如果医疗机构没有（未保证）为放射工作人员配备个人剂量计而导致其没有佩戴个人剂量计的违法行为的，应适用《职业病防治法》进行处罚；二、如果医疗机构为放射工作人员配备了个人剂量计，由于放射工作人员工作疏忽忘记佩戴个人剂量计的违法行为的，应适用《放射诊疗管理规定》进行处罚较为恰当。二者违法行为貌似相同，但处罚适用法律法规有着本质的区别。

四十六、某医院未按照规定对放射诊疗工作人员
进行健康检查案

【案情介绍】

2013年5月14日，某省卫生厅卫生监督局卫生监督员对某医院进行现场监督检查发现，该医院放射科安排3名未经岗前职业健康检查的工作人员从事放射诊疗工作；自2009年以来未组织从事介入放射学诊疗工作的14名职工进行在岗期间职业健康体检。该案于2013年5月20日起立案，经核实，该医院未按规定组织医院从事放射诊疗工作的职工进行上岗前、在岗期间职业健康检查。经合议，某省卫生厅卫生监督局认为，该医院行为违反了《中华人民共和国职业病防治法》第三十六条第二款的规定，依法应当给予行政处罚。依据《中华人民共和国职业病防治法》第八十九条、第七十六条第（七）项的规定，建议给予当事人：罚款人民币15万元整的行政处罚，同时责令其立即改正违法行为。

本案于2013年8月5日举行听证。某省卫生厅听证人员在充分听取双方意见后，经合议，认为该医院对存在问题能够及时整改，并已及时安排相关放射工作人员进行职业健康检查；二是未对心内科和放射科人员进行职业健康检查非主观故意，且未造成任何危害，故综合裁量：给予该医院罚款人民币5万元的行政处罚，同时责令立即改正违法行为。8月20日送达处罚决定书，9月2日，当事人自觉足额缴纳罚款，本案结案。

【案件评析】

本案是一起用人单位安排未经职业健康检查的劳动者从事接触职业病危害因素作业、未按规定组织职工进行职业健康检查的案件。

（一）调查取证与法律程序

本案中，办案人员通过现场检查笔录、对劳动者的询问笔录及调取工作人员花名册、手术记录单、排班表、《放射工作人员证》等大量书证来确定当事人的违法事实，处罚主体合法，事实清楚，证据确凿，且属于3万元以上较大数额罚款，适用了听证程序，案卷严格遵守法律程序，层层把关，充分体现了卫生行政处罚程序的合法性。

（二）法律适用问题

本案的违法事实，一方面违反了《中华人民共和国职业病防治法》第三十六条第二款："用人单位不得安排未经上岗前职业健康检查的劳动者从事接触职业病危害的作业；不得安

排有职业禁忌的劳动者从事其所禁忌的作业"的规定。另一方面，也违反了《放射诊疗管理规定》第二十三条："医疗机构应当按照有关规定和标准，对放射诊疗工作人员进行上岗前、在岗期间和离岗时的健康检查，定期进行专业及防护知识培训，并分别建立个人剂量、职业健康管理和教育培训档案"的规定。上述两法中，《职业病防治法》为法律，《放射诊疗管理规定》为部门规章，根据"上位法优于下位法"的原则，适用《职业病防治法》予以处罚是恰当的。

（三）从轻处罚相关证据的认定

本案中，因当事人安排未经职业健康检查的人员从事放射诊疗工作，涉及人员多，时间跨度长。且当事人在 2011 年因相同情况、相同性质的违法行为已被行政机关作过行政处罚，故首次合议建议给予其 15 万元的处罚额度。

但本案经过听证程序后，罚款额度大为减轻。根据《中华人民共和国行政处罚法》第二十七条第一款第（一）项规定，主动消除或者减轻违法行为危害后果，应当依法从轻或者减轻行政处罚。但《听证意见书》记载的从轻理由不够充分，主要认定依据为当事人在听证会上的申辩："卫生监督员检查时要求 10 日内提交职业健康体检报告，我院及时安排了体检，并对工作人员建立了电子档案。以往每年都按时提交（除心内科外）放射诊疗工作人员的体检报告，此次发现问题又能立即整改，未造成不良后果"。由于其"消除或者减轻违法行为危害后果"是在监督检查之后，此外，由于放射诊疗工作性质的特殊性，不能简单地得出"未造成不良后果"的结论，因而其减免处罚的理由不够充分。

根据询问笔录内容和现场检查情况，当事人还存在未建立职业健康监护档案等违反健康管理规定的行为，17 名未进行上岗前、在岗期间职业健康体检的放射工作人员中，不能排除有职业禁忌者从事其所禁忌的作业，对此也未进行深入调查。建议卫生行政部门在对大型医院开展监督检查时，应以综合执法检查与专项检查相结合，规范标准，全面检查，避免因现场监督人手少，检查内容多、情况复杂、时间紧等而有所遗漏。

【思考建议】

最高人民法院关于印发《关于审理行政案件适用法律规范问题的座谈会纪要》关于法律规范冲突的适用规则调整同一对象的两个或者两个以上的法律规范因规定不同的法律后果而产生冲突的，一般情况下应当按照立法法规定的上位法优于下位法、后法优于前法以及特别法优于一般法等法律适用规则，判断和选择所应适用的法律规范。冲突规范所涉及的事项比较重大、有关机关对是否存在冲突有不同意见、应当优先适用的法律规范的合法有效性尚有疑问或者按照法律适用规则不能确定如何适用时，依据立法法规定的程序逐级送请有权机关裁决。①下位法不符合上位法的判断和适用下位法的规定不符合上位法的，人民法院原则上应当适用上位法。当前许多具体行政行为是依据下位法作出的，并未援引和适用上位法。在这种情况下，为维护法制统一，人民法院审查具体行政行为的合法性时，应当对下位法是否符合上位法一并进行判断。经判断下位法与上位法相抵触的，应当依据上位法认定被诉具体行政行为的合法性。从审判实践看，下位法不符合上位法的常见情形有：下位法缩小上位法规定的权利主体范围，或者违反上位法立法目的扩大上位法规定的权利主体范围；下位法限制或者剥夺上位法规定的权利，或者违反上位法立法目的扩大上位法规定的权利范围；下位法扩大行政主体或其职权范围；下位法延长上位法规定的履行法定职责期限；下位法以参照、准用等方式扩大或者限缩上位法规定的义务或者义务主体的范围、性质或者条件；下位法增设或者限缩违反上位法规定的适用条件；下位法扩大或者限缩上位法规定的给予行政处罚的行为、种类和幅度的范围；下位法改变上位法已规定的违法行为的性质；下位法超出上位法规定的强制措施的适用范围、种类和方式，以及增设或者限缩其适用条件；法规、规章或者其他规范文件设定不符合行政许可法规定的行政许可，或者增设违反上位法的行政许可条件；其他相抵触的情形。法律、行政法规或者地方性法规修改后，其实施性规定未被明文废止的，人民法院在适用时应当区分下列情形：实施性规定与修改后的法律、行政法规或者地方性法规相抵触的，不予适用；因法律、行政法规或者地方性法规的修改，相应的实施性规定丧失依据而不能单独施行的，不予适用；实施性规定与修改后的法律、行政法规或者地方性法规不相抵触的，可以适用。②特别规定与一般规定的适用关系同一法律、行政法规、地方性法规、自治条例和单行条例、规章内的不同条文对相同事项有一般规定和特别规定的，优先适用特别规定。法律之间、行政法规之间或者地方性法规之间对同一事项的新的一般规定与旧的特别规定不一致的，人民法院原则上应按照下列情形适用：新的一般规定允许旧的特别规定继续适用的，适用旧的特别规定；新的一般规定废止旧的特别规定的，适用新的一般规定。不能确定新的一般规定是否允许旧的规定继续适用的，人民法院应当中止行政案件的审理，属于法律的，逐级上报最高人民法院送请全国人民代表大会常务委员会裁决；属于行政法规的，逐级上报最高人民法院送请国务院裁决；属于地方性法规的，由高级人民法院送请制定机关裁决。③地方性法规与部门规章冲突的选择适用地方性法规与部门规章之间对同一事项的规定不一致的，人民法院一般可以按照下列情形适用：（a）法律或者行政法规授权部门规章作出实施性规定的，其规定优先适用；（b）尚未制定法律、行政法规的，部门规章对于国务院决定、命令授权的事项，或者对于中央宏观调控的事项、需要全国统一的市场活动规则及对外贸易和外商投资等需要全国统一规定的事项作出的规定，应当优先适用；（c）地方性法规根据法律或者行政法规的授权，根据本行政区域的实际情况作出的具体规定，应当优先适用；（d）地方性法规对属于地方性事务的事项作出的规定，应当优先适用；（e）尚未制定法律、行政法规的，地方性法规根据本行政区域的具体情况，对需要全国统一规定以外的事项作出的规定，应当优先适用；（f）能够直接适用的其他情形。不能确定如何适用的，应当中止行政案件的审理，逐级上报最高人民法院按照立法法第八十六条第一款第（二）项的规定送请有权机关处理。④规章冲突的选择适用部门规章与地方政府规章之间对相同事项的规定不一致的，人民法院一般可以按照下列情形适用：（a）法律或者行政法规授权部门规章作出实施性规定的，其规定优先适用；（b）尚未制定法律、行政法规的，部门规章对于国务院决定、命令授权的事项，或者对属于中央宏观调控的事项、需要全国统一的市场活动规则及对外贸易和外商投资等事项作出的规定，应当优先适用；（c）地方政府规章根据法律或者行政法规的授权，根据本行政区域的实际情况作出的具体规定，应当优先适用；（d）地方政府规章对属于本行政区域的具体行政管理事项作出的规定，应当优先适用；（e）能够直接适用的其他情形。

不能确定如何适用的，应当中止行政案件的审理，逐级上报最高人民法院送请国务院裁决。国务院部门之间制定的规章对同一事项的规定不一致的，人民法院一般可以按照下列情形选择适用：（a）适用与上位法不相抵触的部门规章规定；（b）与上位法均不抵触的，优先适用根据专属职权制定的规章规定；（c）两个以上的国务院部门就涉及其职权范围的事项联合制定的规章规定，优先于其中一个部门单独作出的规定；（d）能够选择适用的其他情形。不能确定如何适用的，应当中止行政案件的审理，逐级上报最高人民法院送请国务院裁决。国务院部门或者省、市、自治区人民政府制定的其他规范性文件对相同事项的规定不一致的，参照上列精神处理。三、关于新旧法律规范的适用规则根据行政审判中的普遍认识和做法，行政相对人的行为发生在新法施行以前，具体行政行为作出在新法施行以后，人民法院审查具体行政行为的合法性时，实体问题适用旧法规定，程序问题适用新法规定，但下列情形除外：（一）法律、法规或规章另有规定的；（二）适用新法对保护行政相对人的合法权益更为有利的；（三）按照具体行政行为的性质应当适用新法的实体规定的。

四十七、某职业病诊断机构未按照程序进行
职业病诊断案

【案情介绍】

（一）案件来源

劳动者赵某向某省卫生厅投诉具有职业病诊断资质的某医院，称该院受理劳动者赵某职业病诊断后，迟迟不给他职业病诊断结果。经上级批转，某市卫生监督所于 2012 年 12 月 24 日受理该投诉举报，执法人员于受理之日当天下午立即对该医院进行调查。

（二）调查情况

通过对该医院职业病诊断资料的查看和对职业病诊断相关医师的询问，形成如下调查结果：

1. 该医院具有"职业中毒"职业病诊断资质：该医院持有《某省职业病诊断机构批准证书》，证书中载明该医院职业病诊断项目含"职业中毒"，具有苯中毒职业病诊断资格。

2. 该医院明确受理了劳动者赵某的职业病诊断申请：劳动者赵某于 2012 年 8 月 4 日向该医院提交了"职业中毒：苯中毒"的《职业病诊断申请书》；该医院于 2012 年 11 月 21 日受理了赵某的职业病诊断申请，并向赵某发出了《职业病诊断受理通知书》。

3. 该医院未在受理后 30 日内对劳动者赵某进行职业病诊断：该医院未能提供职业病诊断记录、《职业病诊断证明书》或《职业病诊断延期通知书》等资料。

4. 查看该医院职业病诊断资料时，发现该医院对另一名劳动者高某的职业病诊断受理至诊断时间也超过 30 天。

5. 调查中还发现该医院涉嫌存在另一项违法事实：该医院 2012 年共诊断了 4 名新职业病患者，尚未向相关部门报告。

（三）违法事实认定

经查实该医院存在下列两项违法行为：

1. 该医院自正式受理之日起 30 日内未组织对劳动者赵某、高某进行职业病诊断，也未对劳动者赵某、高某出具《职业病诊断延期通知书》。

2. 该医院未按照规定报告 2012 年度诊断的 4 名新职业病患者：贾某、高某、陈某、黄某。

（四）行政处罚决定

第一项事实违反了《职业病诊断与鉴定管理办法》第二条第二款的规定，根据《职业病诊断与鉴定管理办法》第三十八条第（二）项的规定，决定给予该医院警告，并处罚款5000元的行政处罚，责令立即改正。

第二项事实违反了《中华人民共和国职业病防治法》第五十一条的规定，根据《中华人民共和国职业病防治法》第七十五条的规定，决定给予该医院警告，责令立即改正。

合并给予该医院警告、并处罚款5000元的行政处罚，责令立即改正。

【案件评析】

本案是自《职业病防治法》颁布以来，某市第一例对职业病诊断机构违法行为进行罚款的行政处罚案例，在全市乃至全省职业卫生监管中有着重大意义。本案书面证据资料繁多，案件涉及多部法律、部门规章、规范性文件，监督员仔细审查相关证据，严谨梳理相关依据。行政处罚中做到了违法事实认定清楚，证据充分，法律法规适用准确。以说理试（式）执法的要求说透法理、说通事理、说出文理，使本案得到了领导的支持、当事人的配合、投诉人的满意，最终顺利结案。

1. 某市第一例对职业病诊断机构的行政处罚。职业病诊断机构肩负着为劳动者进行职业病诊断的社会职责，但是由于职业病诊断工作繁琐、责任大、效益低，一些职业病诊断机构不情愿承担或敷衍职业病诊断工作，这种行为不仅会延误劳动者职业病的治疗，还可能导致"开胸验肺"类似事件的发生，造成严重的社会影响。自2002年《职业病防治法》颁布以来，历经了多次职能调整，卫生行政部门一直承担着对职业病诊断机构的监管职责。但是基层监督员在职业病诊断机构的监管上一直存在众多困难：一是职业病诊断机构专业技术性强，监督员专业知识不深入，难以发现问题；二是职业病诊断机构相关法律、法规、规章、规范性文件、诊断标准众多，需要非常熟悉才能依法监管；三是由于职业病诊断机构体制和级别的原因，监管和处罚上存在各种阻力。基于上述困难，很多执法人员在行政处罚中会出现取证难、选取适用法律依据难、处罚难的问题。

某市卫生局卫生监督员一步步排除各项难题，从一起劳动者的投诉入手，首先大量查阅、梳理多部相关法律法规、部门规章及规范性文件，掌握了相关法律法规的要求；随后在众多的诊断资料中仔细审查，获取相关证据；最后在案件的办理过程中获得了所领导和局领导的大力支持，成功第一次对职业病诊断机构进行了行政处罚。以行政处罚告诫全市职业病诊断机构应履行法定职责，在全市乃至全省作出良好的表率，彰显了法律的权威和某市卫生局依法监管职业病诊断机构的决心。

2. 违法事实认定清楚，证据充分，法律适用准确。不仅对赵某投诉的违法事实进行了认定，还在审查其他劳动者职业病诊断资料的过程中，发现该医院对另一名劳动同样存在超期诊断的违法行为，及未按照规定报告新诊断的4名职业病患者的违法行为。清楚的认定各违法行为，分别裁量合并处罚。

本案证据较多，包括主体资格、现场检查笔录、询问笔录、投诉资料、诊断资料、机构和人员资质资料、网络直报资料、整改资料等方面的 23 项证据，从多角度充分证明违法行为；

本案在说理式执法过程中涉及多项法律、规章和规范性文件：职业病报告是依据《职业病防治法》的规定；职业病报告的相关具体要求是依据《某省职业病报告管理办法》（试行）的规定；职业病诊断程序是依据《职业病诊断与鉴定管理办法》的规定；具体诊断程序是依据《某省职业病诊断与鉴定工作程序》的规定。本案每一项违法事实的认定都有明确的依据。

3. 说理式执法贯穿整个行政处罚过程。首先在检查和调查过程中，先向医院说明检查原因和意义、引起医院重视和配合；然后说透了相关法律要求，使医院知道法律要求应该怎么做；最后提出合理的整改意见，使医院知道事后如何整改进行补救。调查发现该医院相关负责人没有职业病诊断和职业病报告的法定时限意识，并且得知由于 3 名职业病诊断医师对赵某的诊断存在异议导致还没有做出诊断结论。针对上述情况，监督员现场出示事先准备好的相关规范性文件，使相关负责人知道规范性文件上对于职业病诊断和职业病报告的时限要求；提出整改意见责令医院立即补报职业病患者，并对赵某作出职业病诊断；对于职业病诊断技术层面上异议，监督员也提出了合理化建议。

其次，重视对投诉者的反馈，采纳医院的合理的陈述申辩。监督员在调查后两次电话反馈投诉人，告知调查情况属实，告知案件正在进一步处理，告知已责令医院立即作出职业病诊断结论，获得投诉者赵某高度满意。医院在签收《行政处罚事先告知书》后提出申述申辩：认为拟没收的 150 元诊断费不属于违法所得，并申请减轻行政处罚。经二次合议采纳了部分意见，并在《行政处罚决定书》中予以修改和说明。

最后，本案制作的说理式执法文书包括《调查终结报告》、《行政处罚事先告知书》、《行政处罚决定书》，清楚说明了各项违法事实，详细说明了每一项证据及取证过程，准确说明了各项法律依据，客观说明了违法情节及自由裁量依据。良好的说理式文书搭建了办案监督员与领导和当事人通畅沟通的桥梁，使得本案在办理过程中得到了领导的大力支持和当事人的合作，最终顺利结案。

【思考建议】

本案于 2013 年 4 月 1 日顺利结案，2013 年 4 月 10 日，新的《职业病诊断与鉴定管理办法》（卫生部令第 91 号）实施，本案所依据的原《职业病诊断与鉴定管理办法》同时废止。《新办法》在职业病诊断程序规定上有以下改变：《新办法》删除了《原办法》中"职业病诊断工作应符合职业病诊断与鉴定的程序"的表述；《新办法》取消诊断受理环节，明确接诊义务，但没有明确接诊到作出诊断的时限；《新办法》将《原办法》

"不按照本法规定履行法定职责的"的表述修改为"不按照《职业病防治法》规定履行法定职责的"。

综上所述，本案类似的投诉在《新办法》中再无处罚依据。《新办法》实施以来，又接到过本案类似投诉，监督员只能建议职业病诊断机构尽快做出诊断。今后如何有效规范职业病诊断程序值得大家思考。

四十八、某门诊部利用超声技术
为他人进行非医学需要的胎儿性别鉴定案

【案情介绍】

2013 年 5 月 30 日，某市卫生局卫生监督所在医疗广告监测中发现，某晚报 B05 版刊载有街边诊所花几十元能看"男女"等（胎儿性别鉴定）内容的报道。卫生监督员与某晚报记者联系，了解情况并得知某"诊所"的地址。立即联合计生、公安部门共同对某门诊部进行了检查。

现场检查中发现，某门诊部有《医疗机构执业许可证》，诊疗科目为内科、外科、儿科、口腔科。二楼右侧第一个房间里屋靠西边墙放有妇科诊察床一张，ECHO CAMERA SSC-290 型号 B 超机一台，操作台上发现使用过的医用超声耦合剂一瓶，卫生监督员制作《现场笔录》并拍摄照片取证。

经过询问，该门诊部负责人高某承认某晚报刊载的街边诊所花几十元能看"男女"等非法胎儿性别鉴定的广告是其门诊部聘用的徐某所为，报道的内容也属实，并承认由徐某开展胎儿性别鉴定，共做过两例，收费人民币伍拾元。另外查明，该门诊部自 2012 年 10 月开始，聘用徐某开展 B 超诊疗活动，有人民币叁仟元整收入，徐某有《医师执业证书》，执业范围为医学影像和放射治疗专业。

某门诊部利用超声技术手段为他人进行非医学需要的胎儿性别鉴定的行为，违反了《中华人民共和国人口与计划生育法》第三十五条"严禁利用超声技术和其他技术手段进行非医学需要的胎儿性别鉴定；"，依据《中华人民共和国人口与计划生育法》第三十六条第（二）项的规定以及《某市卫生局行政处罚自由裁量权指导标准》，对该门诊部给予：①警告；②没收违法所得人民币伍拾元整；③罚款人民币壹万捌仟元整；超出诊疗范围开展 B 超诊疗活动的行为违反了《医疗机构管理条例》第二十七条的规定，依据《医疗机构管理条例》第四十七条、《医疗机构管理条例实施细则》第八十条第一款第（一）项的规定以及《某市卫生局行政处罚自由裁量权指导标准》，对该门诊部给予：罚款人民币贰仟元整。最终合并给予某门诊部以：①警告；②没收违法所得人民币伍拾元整；③罚款人民币贰万元整的行政处罚。

【案件评析】

1. 建立卫生计生行政部门与公安机关密切合作的联动机制。本案中，当卫生监督员同计生、公安部门到达被曝光的"诊所"时，该门诊部无患者就诊，二楼B超室已上锁（门诊部负责人已经看到某晚报的报道内容，准备关门停业休息）。检查过程中，负责人高某称该B超室已停用，现作仓库，她没有钥匙。在当地派出所民警的要求下，高某不得已将房间门锁打开，现场发现妇科诊察床一张，B超机一台，操作台上发现使用过的医用超声耦合剂一瓶。此案如果不与公安部门联合执法，卫生行政部门无权强制要求当事人打开房门，就不能及时获取有效证据。

2. 充分利用言词证据，固定违法事实。此案虽然现场没有目击某门诊部徐某正在利用B超为他人做胎儿性别鉴定，但在当地公安机关的协助、卫生监督人员的询问下，本案当事人高某当场承认某晚报报道的内容属实，开展B超诊疗活动也未经卫生行政部门批准。徐某也承认2013年5月30日某晚报B05版刊载的街边诊所花几十元能看"男女"等进行非法胎儿性别鉴定报道的内容属实，是她给鉴定的，并且承认自到该门诊部执业以来做过两例胎儿性别鉴定。一共收入人民币伍拾元整，并当场分别在《现场笔录》和《询问笔录》上签字，固定了证据，与现场照片一起形成了证据链。从而，当事人利用超声技术手段为他人进行非医学需要的胎儿性别鉴定及诊疗活动超出登记范围行为被予以认定。

3. 此案办理过程中，卫生监督队伍快速反应，为有效打击"两非"赢得了时间。某门诊部负责人已经看到某晚报的报道内容，准备关门停业休息，而卫生监督员从监测到相关报道，联合计生、公安部门，到调查取证结束不到半天时间。启示我们在卫生监督执法中发现重大线索时，要当机立断，迅速采取行动。

本案的成功查处，也得益于该卫生监督所建立的不间断医疗广告监测制度，他们正是在对主流媒体医疗广告监测过程中发现了线索。也启示我们卫生监督执法人员要时刻保持高度注意力和敏锐性，善于发现问题和捕捉新的案情线索。

【思考建议】

本案虽然已经得到及时处理，但在执法实践中还有一些问题值得探讨。

1. 本案一个重要违法事实是利用超声技术手段为他人进行非医学需要的胎儿性别鉴定，同时违反了《中华人民共和国人口与计划生育法》和《中华人民共和国母婴保健法》。若依据《中华人民共和国母婴保健法》进行处罚，则只能依据第三十七条"从事母婴保健工作的人员违反本法规定，出具有关虚假医学证明或者进行胎儿性别鉴定的，由医疗保健机构或者卫生行政部门根据情节给予行政处分；情节严重的，依法取消执业资格"。此法中仅对从事母婴保健工作的人员作出行政处分或取消其执业资格的规定，并未对实施胎儿性别鉴定的机构作出相应的处罚。徐某是某门诊部聘用的医生，在门诊部负责人知情的情况下，开展胎儿性别鉴定活动，门诊部作为违法责任主体毫无疑问应当承担相应的法律责任，但该法没有相应的规定，这是立法上的缺憾。另外，《中华人民共和国母婴保健法》施行的时间为1995年6月1日，而《中华人民共和国人口与计划生育法》施行时间为2002年9月1日，按照新法优于旧法的法律适用规则，当事人利用超声技术手段为他人进行非医学需要的胎儿性别鉴定的违法行为应当适用《中华人民共和国人口与计划生育法》处理。

2. 本案另一个违法事实是诊疗活动超出登记范围，该门诊部《医疗机构执业许可证》没有登记医学影像科目，开展B超诊疗活动超出登记范围，有人民币3000元收入。依据《医疗机构管理条例》第四十七条、《医疗机构管理条例实施细则》第八十条第一款第（一）项规定，给予罚款人民币贰仟元整的行政处罚虽无争议，但笔者认为，此案案由确定"超出诊疗范围开展非医学需要的胎儿性别鉴定案"较为准确，在本案处罚中可以重点查处开展非医学需要的胎儿性别鉴定内容，把超范围开展诊疗活动作为一种牵连性行为进行处理。

3. 笔者认为，本案办理中卫生监督员认为上述机构和个人违法行为尚未造成严重的社会危害，违法行为较轻的观点较为偏颇。尤其应该对医生徐某应该另案进行查处。因为行政处罚主要目的是为了有效实施行政管理，维护公共利益和社会秩序，《卫生部关于严禁利用超声等技术手段进行非医学需要的胎儿性别鉴定和选择性别人工终止妊娠的通知》（卫办发〔2006〕284号）中明确规定："各级卫生行政部门要加强对因医学需要的胎儿性别鉴定和选择性别人工终止妊娠的诊疗行为管理，对违法违规行为，一经发现，按照《执业医师法》、《医疗机构管理条例》从严处理；对利用超声和染色体检查等技术手段从事"两非"的医疗保健机构和及其医务人员，要吊销当事医务人员的执业证书，调离当前工作岗位，并追究医疗机构负责人的责任；对诊所、门诊部、医务室、妇幼保健站、社区卫生服务站，要吊销其《医疗机构执业许可证》；对其他医疗机构要吊销其妇产科、超声科、检验科等问题科室的诊疗科目登记。

四十九、某医院非法为他人施行计划生育手术案

【案情介绍】

2012 年 9 月 5 日，某市出生人口性别比整治办公室接群众举报称"某医院妇科医师为孕妇做终止妊娠（人工流产）手术。"某市出生人口性别比整治办公室随即联合市卫生局、计生局、公安局、药监局的执法人员前往举报地核实调查。经查情况如下：在该院三楼妇科治疗室内妇科医师王某正准备为患者做妇科手术；妇科治疗室内推车上放着丙泊酚注射液 2 支，0.9%氯化钠注射液 2 瓶，注射用盐酸克林霉素 0.3g 3 瓶，奥硝唑氯化钠注射液 100ml 1 瓶，益母草颗粒 2 盒，同时该治疗室小房间内放有电动流产吸引器 1 台，吸引器方盘上放有 5 支缩宫素，柜子上有已消毒的人工流产包 7 个；在该治疗室内发现印有"某医院"字样的《麻醉知情同意书》1 本，《终止妊娠（人工流产）手术知情同意书》1 本。2012 年 9 月 5 日 18 时 10 分至 20 时 05 分，市卫生局执法人员根据查获的《终止妊娠（人工流产）手术知情同意书》中患者的名单到该院收费处进行核查，查获了患者唐某、赵某等 34 份收费清单。执法人员对上述药品、电动流产吸引器、终止妊娠（人工流产）包、《麻醉知情同意书》、《终止妊娠（人工流产）手术知情同意书》、收费清单、患者门诊资料进行了证据保全，2012 年 9 月 6 日，某市卫生局对该院涉嫌非法为他人施行计划生育手术予以立案调查。

办案人员对患者谢某作了询问调查，谢某承认该院妇科医师王某为她实施了终止妊娠（人工流产）手术；办案人员又对妇科医师王某进行询问调查，王某承认她由该院聘用，于 2012 年 7 月至 9 月 5 日为包括谢某在内的 34 名孕妇实施终止妊娠（人工流产）手术，由该院收取手术费陆万叁仟陆佰捌拾元整；办案人员还对该院的主要负责人王某、法定代表人陈某进行了询问核实，二人都承认该院的《母婴保健技术服务执业许可证》的核准项目是助产技术项目，没有核准终止妊娠项目，该院聘用妇科医师王某于 2012 年 7 月至 9 月 5 日期间开展终止妊娠（人工流产）手术 34 例，收取手术费陆万叁仟陆佰捌拾元整的违法事实。综上现场检查情况、相关当事人的询问调查、现场保全的证据以及当事人提供有关证据材料，办案人员认为本案违法事实清楚，证据确凿，因而终结调查。

某市卫生局经合议后认为，该院于 2012 年 7 月至 9 月 5 日期间未经批准擅自开展终止妊娠（人工流产）手术 34 例，收取手术费陆万叁仟陆佰捌拾元，其上述行为违反了《中华人民共和国人口与计划生育法》第三十五条的规定，依据《中华人民共和国人口与计划生

育法》第三十六条第（一）项的规定，决定责令该院立即改正违法行为，并对该院作出如下行政处罚：给予警告；没收违法所得人民币陆万叁仟陆佰捌拾元整；并处违法所得 3 倍的罚款，计人民币壹拾玖万壹仟零肆拾元整。2012 年 12 月 5 日，某市卫生局向该院送达了《行政处罚听证告知书》，法定时限内该院未提出听证申请，也未进行陈述和申辩。遂于2012 年 12 月 13 日向该院下达了《行政处罚决定书》。2013 年 1 月 1 日，因该院仍未缴纳罚没款，某市卫生局于 2013 年 1 月 10 日向该院送达了催告书，该院以业务清淡、经济困难为由向某市卫生局递交了延期缴款的报告，某市卫生局根据该医院实际情况同意延期缴款，2013 年 6 月 20 日该院自觉履行完结，本案至此结案。

【案件评析】

1. 法律适用得当、违法定性准确、处罚裁量恰当。对该院上述违法行为的处罚是适用《中华人民共和国人口与计划生育法》还是《中华人民共和国母婴保健法》，我们认为两部法律层次相同，都有相关条款可以对上述违法行为运用处罚，但其立法目的不同，《中华人民共和国人口与计划生育法》是为实行计划生育的基本国策，执法主体为计生部门和卫生行政部门，《中华人民共和国母婴保健法》着重保障妇女、婴儿健康，执法主体为卫生行政部门。该案的实际情况是市出生人口性别比整治办公室接到群众举报，该办公室联合卫生局、计生局、公安局、药监局参与调查，并由卫生局主办，从打击"两非"的高度查处本案，并且根据同层级法律竞合适用规则，后法优于前法的适用原则，适用《中华人民共和国人口与计划生育法》较合理；而且《中华人民共和国母婴保健法》侧重于未取得母婴保健技术服务执业许可的处罚，而该医院是已取得母婴保健技术服务执业许可证，许可项目为助产技术，但其终止妊娠项目未经卫生局批准许可，针对本案的实际，《中华人民共和国人口与计划生育法》的规范性、实用性、操作性更强，所以本案适用《中华人民共和国人口与计划生育法》处理。《中华人民共和国人口与计划生育法》第三十六条第（一）项规定："非法为他人施行计划生育手术的"，"由计划生育行政部门或者卫生行政部门依据职权责令改正，给予警告，没收违法所得；违法所得一万元以上的，处违法所得二倍以上六倍以下的罚款"；本案当事人未经批准擅自实施早期人工终止妊娠术 34 例，非法所得人民币 63680 元，非法施行计划生育手术例数以及违法所得都较多，属于情节较为严重，应从重处罚。但是该院事发后能够做到：①积极配合卫生部门调查取证；②医院领导能够认识到该院违法行为带来的后果及后果的严重性，并积极整改。经某市卫生局集体合议酌情从轻处理。给予警告；没收违法所得人民币陆万叁仟陆佰捌拾元整；并处违法所得三倍的罚款，计人民币壹拾玖万壹仟零肆拾元整，以上处罚裁量恰当。

2. 现场取证得力，违法证据确凿。办案的难点在于取证，要取得关键性证据更难，讲究策略对现场取证至关重要。在本案的现场调查中，执法人员到达现场后立即将现场控制，对收费电脑进行控制，并提取了电脑收费清单。现场保存了用于非法施行终止妊娠（人工流产）手术使用的电动流产吸引器、妇科治疗室内的丙泊酚注射液、缩宫素、人流包等医疗药械，收集到该院治疗室的《终止妊娠（人工流产）手术知情同意书》《麻醉知情同意书》、收费清单、人流患者谢某的门诊病历、超声检查报告单、门诊收费清单等相关资料，同时现场制作检查笔录2份，对相关人员制作了询问笔录4份，现场进行了拍照。这些证据相互印证，环环相扣，形成有效证据链，强有力地证明了该院"非法为他人施行终止妊娠（人工流产）手术"这一客观事实的存在，为立案查处奠定了基础。

3. 处罚程序合法。执法人员先是对现场的医疗药械、门诊资料、收费清单等证据进行了登记保存，作出终结调查后，因本案为较大数额罚款，于2012年11月21日，行政机关领导进行了集体合议讨论，形成一致意见，责令该院立即改正违法行为，并对该院作出如下行政处罚：警告；没收违法所得人民币陆万叁仟陆佰捌拾元整；并处违法所得3倍的罚款，计人民币壹拾玖万壹仟零肆拾元整。依据《中华人民共和国行政处罚法》第四十二条的规定，本案适用听证程序。2012年12月5日，某市卫生局向该院送达了《行政处罚事先告知书》，告知拟对该医院作出行政处罚决定的事实、理由及依据，并告知该医院陈述、申辩和听证的权力。

4. 部门联动，形成打击合力。在接到群众举报后，某市出生人口性别比整治办公室联合市卫生局、计生局、公安局、药监局的执法人员开展现场调查，迅速控制现场，对有关人员的控制询问，关键性证据的取得至关重要。同时对违反行为当事人起到有力的震慑作用，有利于当事人配合调查。

5. 合法合情，人文关怀促进履行整改。某市卫生局于2012年12月13日向该院下达了《行政处罚决定书》。2013年1月1日，因该院仍未缴纳罚没款，某市卫生局于2013年1月10日向该院送达了催告书要求该院履行，该院以业务清淡、经济困难为由向某市卫生局递交了分期缴款的报告，局领导根据该院实际情况同意其延期缴款，2013年6月20日该院自觉履行完结，本案顺利结案。该院自被查处后，加强医院管理，积极落实整改，经该院申请，某市卫生局根据该院的整改实际情况于2013年4月7日批准该院增加早期终止妊娠许可项目。

【思考建议】

本案的违法事实是非法实施人工终止妊娠术，案件承办机关认为当事人违反了《中华人民共和国人口与计划生育法》第三十五条"严禁利用超声技术和其他技术手段进行非医学需要的胎儿性别鉴定；严禁非医学需要的选择性别的人工终止妊娠。"的规定，依据《中华人民共和国人口与计划生育法》第三十六条第（一）项"非法为他人施行计划生育手术的"的规定，依法实施行政处罚，法律适用没有原则性问题。鉴于本案，没有对当事人非法开展的34例人工终止妊娠手术进行目的性调查，到底其是医学需要呢？还是选择胎儿性别需要呢？这对适用法律非常重要。

　　分期履行罚款的行政处罚决定。《行政处罚法》第五十二条规定"当事人确有经济困难，需要延期或者分期缴纳罚款的，经当事人申请和行政机关批准，可以暂缓或者分期缴纳。"执行这一规定，必须同时满足三个条件：第一，必须是当事人确有经济困难，完全具有缴纳能力，则必须按期缴纳罚款；第二，必须经当事人申请。即使当事人确有经济困难，但如果当事人不申请延期或者分期缴纳罚款，也应视为当事人有能力在规定期限内缴纳罚款。当事人的申请中应阐述不能按期缴纳罚款的原因和理由，并提出延期的具体期限或分期缴纳的次数及具体金额；第三，必须经行政机关批准。行政机关收到当事人申请后，应进行审查，认为理由不成立的，应予以驳回；认为理由成立的，作出允许暂缓或分期缴纳的决定。也应明确期限，分期缴纳的次数及金额。对此，行政处罚法没有作具体规定，从实际情况来看，暂缓的最长期限有当有所限制，可以考虑不超过 6 个月，分期缴纳的次数也应有所限制，可以考虑不超过 3 次或 4 次，且每次应规定具体的数额。行政机关作出延期或分期缴纳的决定后，应当通知指定银行，并将有关决定的附本送达指定银行。注意：延期或分期履行罚款的决定不等于不履行，行政处罚依法作出后，非经法定程序不得随意变更或撤销。如果当事人在批准的延期或分期缴纳的时间内未履行义务的，行政机关可以依法申请人民法院强制执行。

五十、某医院未经许可擅自从事计划生育
技术服务案

【案情介绍】

2013 年 5 月 6 日，某区卫生监督所接到某市卫生监督所的卫生监督投诉举报移转（送）单（卫监投〔2013〕006 号），称某医院在某市电视台新闻综合频道、生活娱乐频道播放的医疗广告存在违反《医疗广告管理办法》的内容。接移转（送）单后，某区卫生监督所于 2013 年 5 月 13 日组织卫生执法人员对某医院依法执业情况进行了监督检查。现场检查发现：在该院住院部护士站内见使用后的一次性注射器、针头、输液皮管等放在一纸盒内；三楼输液大厅入口右侧阳台上见使用后的输液针头用塑料垃圾桶盛装，另一橘红色塑料桶内见使用后的输液瓶和输液皮管、针筒混放；输液室内见有刘某、宁某两位工作人员穿戴护士服正在为患者从事输液活动；门诊妇科 3 诊室内见姜某穿戴工作服正在上班；西药房内见吴某穿戴工作服正在上班。检查时，该院不能出示上述工作人员有效的资格证书及执业证书，也不能出示该医院在某市电视台新闻综合频道、生活娱乐频道播放的广告成品样件，但其出示了两份《医疗广告审查证明》。现场拍摄相关照片 16 张。基于以上事实，某区卫生局于 2013 年 5 月 13 日依法对某医院涉嫌使用未取得药学专业技术职务任职资格的人员从事处方调剂工作、未取得护士执业证书的人员从事护理活动及违反《医疗广告管理办法》规定发布医疗广告的行为予以立案调查。

2013 年 5 月 14 日，某区卫生局执法人员在调查取证中发现该院还涉嫌存在未经审查批准开展终止妊娠手术（人工流产）的行为。当日下午，某区卫生局执法人员再次前往该院进行现场检查，现场查阅了该院的《医疗机构执业许可证》，查看了麻醉科门诊工作日志、门诊妇科 3 的门诊日志、门诊妇科 4 的门诊日志、2013 年 5 月 1 日至 5 月 13 日妇科的收费清单和普通处方笺以及麻醉处方笺。经请示卫生行政部门领导同意后，某区卫生局执法人员当场对上述的门诊日志、收费清单、普通处方笺、麻醉处方笺等进行了证据先行登记保全。

为此，某区卫生局决定对该院涉嫌未经审查批准开展计划生育手术的行为与原案一并立案调查。

2013 年 5 月 14 日、16 日，某区卫生局执法人员出具了两份相对人提供资料通知书，要求该院在规定的时间内提供医院的《医疗机构执业许可证》及营业执照原件及复印件、

法定代表人的身份证明、吴某的身份证明、宁某等4名从业人员的身份证明及相关执业资格证书原件及复印件、2013年的医疗广告审查证明和广告成品样件、开展终止妊娠手术项目经卫生行政部门批准的资料或医院的《母婴保健技术服务执业许可证》。

2013年5月16日，某医院执行事务合伙人林某某向某区卫生局提供了医院的《医疗机构执业许可证》、工商营业执照正副本及复印件；宁某、刘某、姜某、吴某等4人的身份证；宁某、刘某、姜某等3人的毕业证；2013年的医疗广告审查证明等资料。但不能提供终止妊娠手术项目经卫生行政部门批准的资料或医院的《母婴保健技术服务执业许可证》、2013年的医疗广告影视广告成品样件以及宁某、刘某、姜某、吴某等四人的相关执业资格证书等。

2013年5月13日至2013年7月31日期间，某区卫生局执法人员就某医院涉嫌未经审查批准开展计划生育手术、使用未取得药学专业技术职务任职资格的人员从事处方调剂工作、未取得护士执业证书的人员从事护理活动及违反《医疗广告管理办法》规定发布医疗广告等行为进一步调查取证，经调查认定：

1. 某医院未经卫生行政部门审查批准，为他人施行终止妊娠等计划生育手术的行为，违反了《中华人民共和国人口与计划生育法》第三十六条第（一）项之规定，依据《中华人民共和国人口与计划生育法》第三十六条的规定，责令其立即改正违法行为，处以警告，没收违法所得拾柒万肆佰壹拾圆整，处罚款人民币叁拾肆万捌佰贰拾圆整的行政处罚。

2. 某医院使用未取得药学专业技术职务任职资格的吴某从事处方调剂工作的行为，违反了《处方管理办法》第二十九条的规定，依据《处方管理办法》第五十四条第（三）项的规定，责令其立即改正违法行为，并处罚款人民币陆佰圆整的行政处罚。

3. 某医院使用宁某、刘某等二名未取得护士执业证书的人员从事护理活动的行为，违反了《护士条例》第二十一条第一款第（一）项的规定，依据《护士条例》第二十八条第（二）项的规定，责令其立即改正违法行为，并处警告的行政处罚。

4. 某医院对经审查批准后的影视广告成品样件进行修改，在某市电视台新闻综合频道、生活娱乐频道上播放的行为，违反了《医疗广告管理办法》第十七条的规定，依据《医疗广告管理办法》第二十条的规定，责令其立即改正违法行为，处警告的行政处罚。

以上4项合并处罚，某区卫生局决定对某医院作出如下行政处罚：

1. 警告。

2. 没收违法所得人民币拾柒万肆佰壹拾圆整。

3. 罚款人民币叁拾肆万壹仟肆佰贰拾圆整。

【案件评析】

1. 主体。本案主体某医院是合伙企业。经执法人员认真研究法律法规，合伙企业不属于法人，也不是个体工商户，而属于其他组织。如何确定医疗服务监督行政处罚责任主体，存在着两种意见。

（1）以《医疗机构执业许可证》为依据确定主体：

《医疗机构管理条例》第十五条规定："医疗机构执业，必须进行登记，领取《医疗机构执业许可证》。"

第二十四条规定："任何单位或者个人，未取得《医疗机构执业许可证》，不得开展诊疗活动。"

医疗机构领取《医疗机构执业许可证》，可依法开展医疗执业活动。未取得《医疗机构执业许可证》，不得开展医疗执业活动。

《医疗机构执业许可证》是医疗机构是否合法执业的认定依据，是医疗机构执业法定的唯一的标志文件，是责任主体认定依据。（法定成立标志性文件：取得该法定文书后即可合法开展"法律一般性禁止"活动，是法律责任主体认定依据。）

从法理上讲，医疗机构主体认定应当以《医疗机构执业许可证》为依据认定。

但是，由于法律法规相关规定十分模糊，在理论与务实层面上均存在着很大分歧，使卫生执法人员非常困惑。虽然笔者一直认为医疗机构责任主体的依据应当亦只能是《医疗机构执业许可证》，但毕竟这需要得到其他部门（尤其是司法部门）的认可，否则存在着较大执法风险，必须慎重考虑。

首先应尽量与当地法制部门和法院沟通，争取理解并认同《医疗机构执业许可证》是医疗机构是否合法执业的认定依据，是医疗机构执业法定的唯一的标志文件，是责任主体认定依据之观点，这样在医疗服务监督执法中有关医疗机构责任主体认定的问题就变得简单而易于操作了。

（2）以《法人资格证书》等其他证明文件为证据确定主体：

1）对于具有独立法人资格的医疗机构（如各级政府设立的医院、社区卫生服务中心等），同时收集《法人资格证书》和《医疗机构执业许可证》作为责任主体认定依据。一般情况下，二者所注名称是一致的，但若遇二者名称不一致时，建议以《法人资格证书》所注名称为准，同时括号注明《医疗机构执业许可证》所注名称。若为取得了《工商营业执照》的营利性医疗机构，也应同时注明《工商营业执照》所注名称。

2）对于不具有独立法人资格的由法人或其他组织设置的医疗机构（如厂、校、村卫生室等），建议以设置法人的《法人资格证书》或其他组织设立文件为依据，以《法人资格证书》或其他组织设立文件所注名称为责任主体。同时括号注明《医疗机构执业许可证》所注名称。

3）对于个体诊所的责任主体认定争议最大。一方面相关部门多次重申个体行医不是工商经营活动、个体诊所不是个体工商户〔《最高人民法院行政审判庭对吉林省高院"关于个体诊所是否应向工商行政部门办理营业执照的请示"的答复》（1996年1月19日，〔1996〕法行字第14号）、《卫生部关于川卫医法（1995）第008号文的批复》（1995年

3月30日）、《卫生部法监司关于职工医院、个体诊所不用办理工商营业执照的答复》（1999年10月15日）]；另一方面《关于城镇医疗机构分类管理的实施意见》（卫医发〔2000〕233号）又规定了"取得《医疗机构执业许可证》的营利性医疗机构，按有关法律法规还需到工商行政管理、税务等有关部门办理相关登记手续。"虽然该规定违背了《行政许可法》关于"部门规章不允许设置许可"的规定，但在现实情况下，对于个体诊所责任主体认定建议区别对待：

一是只办理《医疗机构执业许可证》而没有领取《工商营业执照》的个体诊所，建议同时收集个体诊所《卫生机构（组织）分类代码证》和《医疗机构执业许可证》作为责任主体认定依据。

二是既办理《医疗机构执业许可证》又领取《工商营业执照》的个体诊所，建议以《工商营业执照》为依据，以《工商营业执照》所登记业主为责任主体。同时括号注明《医疗机构执业许可证》所注名称。

凡是出现多个主体证明文件的，应通过询问笔录让当事人确认多个主体证明文件所证明主体为同一主体。

（3）无证行医（未取得医疗机构执业许可证）责任主体认定：

《最高人民法院关于执行〈中华人民共和国行政诉讼法〉若干问题的解释》第九十七条规定："人民法院审理行政案件，除依照行政诉讼法和本解释外，可以参照民事诉讼的有关规定。"

《最高人民法院关于适用〈中华人民共和国民事诉讼法〉若干问题的意见》第四十九条规定："法人或者其他组织应登记而未登记即以法人或者其他组织名义进行民事活动，或者他人冒用法人、其他组织名义进行民事活动，或者法人或者其他组织依法终止后仍以其名义进行民事活动的以直接责任人为当事人。"

无论无证行医者以任何名义对外开展非法行医活动，均不能简单地将其对外开展非法行医活动的名义作为责任主体认定，只能以无证行医设置者（单位或个人）为责任主体，多人或多单位设置的并列为责任主体。

2. 法律适用。本案法律适用存在诸多争议点。比如本案中某医院使用未取得护士执业证书的人员从事护理活动，到底是使用《医疗机构管理条例》任用非卫生技术人员的相关法条来进行处罚，还是使用新出台的《护士条例》来进行处罚？经对比研究，执法人员认为应使用特殊法条并且是后法的《护士条例》来处罚。

另外，本案非法为他人实施终止妊娠手术的行为，到底是使用《中华人民共和国母婴保健法》还是使用《中华人民共和国人口与计划生育法》？根据《国务院办公厅关于做好计划生育和母婴保健工作有关问题的通知》（国办发〔1996〕44号），计划生育技术服务工作不属于《母婴保健法》及其《实施细则》调整对象。《中华人民共和国母婴保健法实施办法》第三条第（五）项规定母婴保健技术服务为实施医学上需要的节育手术，即母婴保健技术服务是指孕妇患有严重疾病或者接触物理、化学、生物等有毒有害因素，可能危及孕妇生命安全或者严重影响孕妇健康和胎儿正常发育或胎儿患有严重疾病不宜继续而需终止妊娠的，才是《母婴保健法》及其《实施办法》调整对象。《母婴保健法》旨在提高母婴医疗保健服务质量，《人口与计划生育法》旨在推行计划生育，执法办案中，对擅自开展的人流、引产等医疗活动适用《母婴保健法》还是《人口与计划生育法》要看当事人实施手术的目的来定。本案中，患者意外怀孕或国家政策不允许生育而开展的，故应为计划生育技术服务工作，故不适用《母婴保健法》及其《实施办法》来调整。适用了《人口与计划生育法》。

3. 违法所得。本案在调查违法所得时花费心思巨大。由于违法所得的确定需要双方当事人确认或者直接调取发票，而一般诊所是不会开具发票，也很难联系到受害人确认的。但是本案被处罚主体是民营医院，有完善的开票系统。执法人员从该院提取了收费清单及发票，并经该院执行事务人签字确认，才将违法所得以有效的证据固定下来。

五十一、卢某进行非医学需要的胎儿性别鉴定案

【案情介绍】

2012 年 11 月初，某区卫生局卫生监督所接群众举报，有人在某医院门口附近为孕妇抽血进行胎儿性别鉴定。某区公安、卫生、计生等部门经过前期踩点，严密布控，于 2012 年 11 月 25 日上午 9 时许对该医院周边进行检查时，发现该医院门口停放的一辆车牌号为闽＊＊9＊5＊车内卢某正在为孕妇周某抽血。调查人员在该车内发现：①卢某所抽取的标记有孕妇姓名的血液标本 9 份；②用于记录已抽血孕妇名单的笔记本 1 本；③现金人民币贰万叁仟捌佰元整；④车后座的蓝色塑料袋内有若干已使用过的血样采集针、棉签等医疗废弃物；⑤卢某当场无法提供《医师资格证书》、《医师执业证书》等医师资格的相关材料。

经调查核实：①当事人卢某，为注册执业护士，但未取得《医师资格证书》和《医师执业证书》，系非医师；②当事人卢某未取得医师资格擅自使用一次性采血针等医疗器械为孕妇静脉采血，并将血液标本通过中间人送至广东深圳某机构利用检查 X/Y 染色体技术进行胎儿性别鉴定，鉴定后，卢某将结果（男/女）以短信形式告知被抽血的孕妇，卢某向孕妇提供此医疗行为均有收费；③案发当天卢某共为 9 名孕妇抽血准备送鉴定，违法所得共人民币 89600 元整；违法时间近 4 个月；④执法人员从卢某电子邮箱中提取了抽血鉴定胎儿性别的报告 157 份，至卫生行政部门调查终结，已确认有 4 名孕妇因想生男孩通过卢某抽血鉴定得知胎儿性别是女性后选择了终止妊娠。

处理结果：卢某的行为涉嫌违反了《中华人民共和国执业医师法》第十四条第二款和《福建省关于禁止非医学需要鉴定胎儿性别和选择性别终止妊娠条例》第三条第一款的规定，根据《中华人民共和国行政处罚法》第二十条、《中华人民共和国刑法》第三百三十六条第一款、《最高人民法院关于审理非法行医刑事案件具体应用法律若干问题的解释》第一条第（一）项、第二条第（五）项的规定，我局将该案件于 2013 年 3 月 20 日移送公安部门处理。

2013 年 9 月 9 日，某区人民法院认为被告人卢某未取得医师执业资格，非法行医，情节严重，其行为已构成非法行医罪，公诉机关指控的罪名成立，据此，依照《中华人民共和国刑法》第三百三十六条第一款、第二十五条第一款、第六十七条第一款、第三款及第六十四条的规定，判决被告人卢某犯非法行医罪，判处有期徒刑九个月，并处罚金人民币伍仟元整，没收违法所得十九万零三百元整，没收扣押在案的作案工具。

【案件评析】

1. 卢某的行为是属于组织鉴定胎儿性别，还是属于进行胎儿性别鉴定的探讨？

因为根据《福建省禁止非医学需要鉴定胎儿性别和选择性别终止妊娠条例》的规定，如涉嫌组织、介绍妊娠妇女进行非医学需要的胎儿性别鉴定的由县级以上计划生育行政部门进行查处；如进行胎儿性别鉴定的由县级以上计划生育或者卫生行政部门依据职权进行查处（我市惯例为卫生行政部门查处）。

办案人员经过多次探讨，最终还是认为卢某的行为应属于进行胎儿性别鉴定，因为当事人卢某使用一次性采血针等医疗器械为孕妇静脉采血，并将血液标本通过中间人送至广东深圳某机构利用检查 X/Y 染色体技术进行胎儿性别鉴定，卢某将广东深圳某机构出具的检测的染色体结果（X/Y）转化为性别结果（男/女）并以短信形式告知被抽血的孕妇，这一整个过程应看做是一个采集孕妇静脉血、送血样给合作方检查、将结果转化并告知孕妇的连续性的整体性的胎儿性别鉴定行为，而不是将抽血、送血鉴定、告知结果这三者单独分裂的看；而关于广东深圳检查 X/Y 染色体的某机构应看做是卢某的合作方。

2. 卢某的行为是否属于诊疗行为。采血是一种医学行为，这是可以肯定的，当事人卢某本身是执业护士，应该是可以从事采血活动的，但在正规医疗机构中的护士是在医生的医嘱指导下只进行单一的采血活动，检测结果则由检验科室出具。

当事人卢某既有使用一次性采血针等医疗器械为孕妇静脉采血的这一医学行为，又有将检测结果（男/女）以短信形式告知被抽血孕妇的这一鉴定告知行为，经办案人员的多次探讨认为，这一采集静脉血并告知鉴定结果的行为应属于医学诊疗行为，为保障当事人的合法权利，某卫生局针对此事书面请示上级卫生局，并得到某市卫生局的批复：以采集孕妇静脉血方式进行非医学需要胎儿性别鉴定的行为属诊疗行为。

3. 卢某行为是否达到非法行医罪的立案标准。因卢某为未取得医师资格从事医学诊疗活动且情节严重（已确认有 4 名孕妇因想生男孩通过卢某抽血鉴定得知胎儿性别是女性后选择了终止妊娠）；根据《中华人民共和国行政处罚法》第二十条、《中华人民共和国刑法》第三百三十六条第一款、《最高人民法院关于审理非法行医刑事案件具体应用法律若干问题的解释》〔法释〔2008〕〕第一条第（一）项、第二条第（五）项的规定，根据《中华人民共和国刑法》第三百三十六条和《最高人民法院关于审理非法行医刑事案件具体应用法律若干问题的解释》5 号的相应规定，我局将该案件于 2013 年 3 月 20 日移送公安部门处理。

【思考建议】

（一）涉嫌构成犯罪的案件卫生行政机关如何移送司法机关？

在卫生行政执法过程中，卫生行政机关对于查办的行政违法案件一旦发现其有可能构成犯罪时，应当及时将案件移送有管辖权的司法机关，由司法机关依法追究刑事责任。这里就涉及行政执法和刑事处罚的衔接问题。在这个过程中卫生行政部门应当注意什么呢？

根据最高人民检察院、全国整顿和规范市场经济秩序领导小组办公室、公安部、监察部联合发布的《关于在行政执法中及时移送涉嫌犯罪的案件的意见》（高检会〔2006〕2号）要求，首先，卫生行政执法机关对查处的重大违法案件情况，要及时向检察机关、公安机关通报，并可以就是否涉嫌犯罪、证据的收集和固定等问题进行咨询，检察机关和公安机关应当及时提供意见和帮助。其次，卫生行政执法机关在查处违法案件过程中，对案件较大，可能涉嫌犯罪的，需要公安机关配合，应当在查处案件时通知公安机关。遇到明显构成犯罪案件的线索，可以要求公安机关提前介入。第三，卫生行政机关在查办案件的过程中，应当妥善保存案件的相关证据。对易腐烂、变质、灭失等不易保管的涉案物品，应当采取必要措施固定证据；对需要进行检验、鉴定的涉案物品，应当由有关部门或者机构依法检验、鉴定，并出具检验报告或者鉴定结论。第四，卫生行政执法机关在查办案件过程中，对符合刑事追诉标准、涉嫌犯罪的案件，应当制作《涉嫌犯罪案件移送书》，及时将案件向同级公安机关移送，并抄送同级人民检察院。对未能及时移送并已作出行政处罚的涉嫌犯罪案件，卫生行政执法机关应当于作出行政处罚十日以内向同级公安机关、人民检察院抄送《行政处罚决定书》，并书面告知相关权利人。现场查获的涉案货值或者案件其他情节明显达到刑事追诉标准、涉嫌犯罪的，应当立即移送公安机关查处。第五，对卫生行政执法机关移送的涉嫌犯罪案件，公安机关应当及时审查，自受理之日起十日以内作出立案或者不立案的决定；案情重大、复杂的，可以在受理之日起三十日以内作出立案或者不立案的决定。公安机关作出立案或者不立案决定，应当书面告知移送案件的卫生行政执法机关、同级人民检察院及相关权利人。第六，卫生行政执法机关对公安机关决定立案的案件，应当自接到立案通知书之日起3日以内将涉案物品以及与案件有关的其他材料移送公安机关，并办理交接手续；法律、行政法规另有规定的，依照其规定办理。卫生行政执法机关向公安机关移送涉案犯罪案件时应当附有下列材料：涉嫌犯罪案件的移送书；涉嫌犯罪案件情况调查报告；涉案物品清单；有关检验报告或者鉴定结论；其他有关涉嫌犯罪的材料。第七，卫生行政执法机关对公安机关不立案决定有异议的，在接到不立案通知书后的3日以内，可以向作出不立案决定的公安机关提请复议，也可以建议人民检察院依法进行立案监督。公安机关接到卫生行政执法机关提请复议书后，应当在3日以内作出复议决定，并书面告知提请复议的行政执法机关。卫生行政执法机关对公安机关不立案的复议决定仍有异议的，可以在接到复议决定书后的3日以内，建议人民检察院依法进行立案监督。第八，在查办违法犯罪案件工作中，卫生行政执法机关应当和公安机关、监察机关、人民检察院建立联席会议、情况通报、信息共享等机制，加强联系，密切配合，各司其职，相互制约，保证准确有效地执行法律。

（二）行政执法中及时移送涉嫌犯罪案件具体时间规定？

《关于在行政执法中及时移送涉嫌犯罪案件的意见》（高检会〔2006〕2号）"一、行政执法机关在查办案件过程中，对符合刑事追诉标准、涉嫌犯罪的案件，应当制作《涉嫌犯罪案件移送书》，及时将案件向同级公安机关移送，并抄送同级人民检察院。对未能及时移送并已作出行政处罚的涉嫌犯罪案件，行政执法机关应当于作出行政处罚10日以内向同级公安机关、人民检察院抄送《行政处罚决定书》副本，并书面告知相关权利人。现场查获的涉案货值或者案件其他情节明显达到刑事追诉标准、涉嫌犯罪的，应当立即移送公安机关查处。"

综上，行政执法中及时移送涉嫌犯罪案件具体时间规定主要为：

1. 查办过程中发现涉嫌犯罪，及时移送。

2. 处罚后发现涉嫌犯罪，10日内移送。

3. 现场发现涉嫌犯罪，立即移送。

（三）如何界定"非法行医罪"主体——"未取得医生执业资格的人"？

《最高人民法院关于审理非法行医刑事案件具体应用法律若干问题的解释》（2008年4月28日，最高人民法院审判委员会第1446次会议通过，法释〔2008〕5号）

第一条：具有下列情形之一的，应认定为刑法第三百三十六条第一款规定的"未取得医生执业资格的人非法行医"：

1. 未取得或者以非法手段取得医师资格从事医疗活动的；

2. 个人未取得《医疗机构执业许可证》开办医疗机构的；

3. 被依法吊销医师执业证书期间从事医疗活动的；

4. 未取得乡村医生执业证书，从事乡村医疗活动的；

5. 家庭接生员实施家庭接生以外的医疗行为的。

《明确罪与非罪标准　严惩非法行医犯罪——访最高人民法院研究室负责人》（本文原载2008年5月12日《人民法院报》）对上述五种情形分别作了详细阐述：

1. 未取得或以非法手段取得医师资格非法行医的。

第一种情形是未取得或以非法手段取得医师资格从事医疗活动的。通过医师资格考试取得了执业医师资格或者执业助理医师资格，即视为取得医师资格。对取得医师资格但尚未进行医师注册取得执业证书的人从事诊疗活动可以进行行政处罚，不宜一律按照非法行医罪处理。以非法手段取得医师资格的人，等同于未取得医生执业资格的人，主要指以伪造、欺骗、行贿等手段取得资格证书的行为。

2. 个人未取得医疗机构执业许可证开办医疗机构的。

第二种情形是针对个人未取得《医疗机构执业许可证》开办医疗机构的行为。个人开办私立医院或者私立诊所，按照《医疗机构管理条例》的有关规定，取得《医疗机构执业许可证》后，方能开展诊疗活动。该项规定主要打击一些非法诊所，如"地下性病诊所"

等。根据刑法第三百三十六条第一款的规定，单位不能成为非法行医罪的主体。

3. 被吊销医师执业证书期间非法行医的。

第三种情形是针对受到吊销医师执业证书行政处罚的人。依据《执业医师法》的有关规定，被吊销医师执业证书的人，等同于未取得医师执业资格的人，非法行医的，可以构成非法行医罪的主体。值得一提的是，这种情况与一般的有医师资格没有进行执业注册的情况有本质区别。执业医师法第三十七条规定了吊销执业证书的十二种情形。被吊销医师执业证书满两年以后，可以向县级以上人民政府卫生行政部门申请注册。

4. 未取得乡村医师执业证书，从事乡村医疗活动的。

第四种情形是依据《乡村医生从业管理条例》的规定，对尚未取得执业医师资格，经注册在村医疗机构从事预防、保健和一般医疗服务的乡村医生作出的规定。目前我国有乡村医生 90 多万人，他们的学历和业务水平参差不齐，如果强制他们也要取得执业医师资格，恐怕不太现实，考虑到农村群众的医疗卫生状况，有必要对乡村医生单独规定，即虽未取得执业医师资格，但根据有关规定，经县级卫生行政管理部门注册后，在乡村医疗机构从事一般医疗服务的，不能按照非法行医处理。

5. 家庭接生员从事接生以外的医疗活动。

第五种情形是针对《母婴保健法》规定的家庭接生人员的规定。依照法律规定，取得家庭接生员资格的人，除从事家庭接生外未取得从事其他行医行为的资格，这些人员如果从事接生以外的医疗活动，情节严重，可按非法行医罪追究责任。

（四）如何界定"非法行医罪"定罪情形——"情节严重"？

《最高人民法院关于审理非法行医刑事案件具体应用法律若干问题的解释》（2008 年 4 月 28 日最高人民法院审判委员会第 1446 次会议通过，法释〔2008〕5 号）

第二条　具有下列情形之一的，应认定为刑法第三百三十六条第一款规定的"情节严重"：

1. 造成就诊人轻度残疾、器官组织损伤导致一般功能障碍的。

2. 造成甲类传染病传播、流行或者有传播、流行危险的。

3. 使用假药、劣药或不符合国家规定标准的卫生材料、医疗器械，足以严重危害人体健康的。

4. 非法行医被卫生行政部门行政处罚两次以后，再次非法行医的。

5. 其他情节严重的情形。

这是认定"非法行医罪"的基本定罪情形，无证行医涉嫌构成犯罪，必须要有证据证明符合上述情形之一，其中第（1）项需要相关鉴定结论；第（2）、（3）项需要卫生行政等部门根据相应证据说明；而第（4）项则是最具操作性的，只要卫生行政部门曾经因非法行医给予过非法行医者两次行政处罚，在第三次查处时即可依据此项情形移送公安机关。

五十二、某诊所从事非医学需要胎儿性别鉴定案

【案情介绍】

某县计生委在人口调查时发现，辖区居民孙某在怀孕四个月时，曾在某诊所进行胎儿性别鉴定。遂于2013年8月25日将该诊所涉嫌非法鉴定胎儿性别案件移交给某市某区计生局。该区计生局认为案情复杂，影响较大，需多部门联合办案，上报区人民政府。区人民政府要求由卫生牵头，计生、药监和公安等部门密切配合，成立联合执法组，根据各自职责，对案件进行调查处理。

2013年9月2日，联合执法组对某诊所进行了突击检查，并全程录像。检查发现：该诊所持有《医疗机构执业许可证》，诊疗科目为妇产科/妇科专业；执业人员3人，张某是负责人，持有《医师执业证书》，执业范围妇产科，护士耿某和王某持有《护士执业证书》，执业地点为该诊所；该诊所设理疗室和检验室，检验室有显微镜、恒温箱等检验设备，理疗室内设B型超声诊断仪。现场取得由张某检测并出具的血液检查结果和精液检查结果单各1份。执法人员现场制作笔录，围绕某县鉴定胎儿性别投诉的证人证言，对张某进行了询问，讲明了问题的严重性，争取了被询问人的配合，在证据和事实面前，张某承认：她曾于2013年5月为孕妇孙某进行过胎儿性别鉴定，并且在该诊所开展血液、精液等检验活动。

本案事实清楚，证据确凿，某诊所存在非法鉴定胎儿性别、诊疗活动超出登记范围从事超声诊断、血液体液检验和使用非卫生技术人员从事医疗卫生技术工作等违法事实。以上违法事实依据《医疗机构管理条例》和《某省禁止非医学需要鉴定胎儿性别和选择性别终止妊娠规定》的规定进行处罚，经过集体合议，责令当事人立即改正违法行为，拟给予其警告、没收违法所得200元和罚款20000元的行政处罚。为保证案件的顺利执行，对当事人进行行政处罚事先约谈。约谈过程中，当事人情绪激动，称虽存在违法行为，但未造成危害后果，且个体诊所效益不好，认为罚款数额较重。卫生监督员认真细致讲解卫生法律法规，说明违法的严重性以及当事人应承担的法律责任。当事人深刻认识到非法鉴定胎儿性别等违法行为的危害性，立即清理了超声诊断仪和检验设备，全面进行了整改。2013年10月9日，自觉完全履行了行政处罚，卫生监督员随后进行了回访调查，确认整改到位。

【案件评析】

该案件是某区查办的关于非法鉴定胎儿性别领域的首起案件。作为个体诊所来说，该案案值较大，案情复杂、影响较大，属跨地域、部门移交及多部门联合办理的案件，本案既违反了卫生法律法规，又违反了国家计生政策。在案件查处过程中，我所组织周密严紧、措施得力、执法严格、查处及时，在多家媒体进行宣传报道，在社会上引起了广泛的关注，起到了有效的震慑和教育作用，维护了法律的尊严。在案件的查处过程中，监督员遇到了很多困难和分歧，现就下面几点进行讨论：

（一）处罚主体的认定

本案中张某持有《医疗机构执业许可证》和《民办非企业单位登记证书》两个证件，登记的名称分别为某诊所和某妇科研究所。认定违法主体应根据《医疗机构管理条例》规定，《医疗机构执业许可证》的颁发是医疗机构成立并执业的标志，而张某依法登记取得某诊所《医疗机构执业许可证》，就标志着该诊所合法成立，成为其执业活动的责任主体。因此，对于该诊所的违法行为，应以某诊所为责任主体。张某作为诊所的主要负责人，代表某诊所接受处罚并履行相应的法律义务。

（二）鉴定胎儿性别证据的取得

一是四部门组成联合执法组共同对该诊所展开调查，震慑力大，对案情的查清，证据的收集都有很大的帮助。二是行动迅速、组织严密，该诊所没有思想准备，面对事实和证据，张某最终承认其开展鉴定胎儿性别等活动的违法事实，为案件的顺利查处，取得了至关重要的证据。三是张某知道鉴定胎儿性别属于违法行为，诊疗活动中并未留下任何票据、处方、登记等相关书证。调查前仅有孕妇孙某和其丈夫的证词，并无其他证据。现场检查仅发现检验和超声诊断设备。个人认为如果能够取得张某的鉴定胎儿性别的票据等相关书证，证据链将更加完善。

本案有现场笔录、张某的询问笔录、孕妇孙某和其丈夫的证词作为主要证据，检查过程中发现的超声诊断设备等作为辅助证据，使整个案件的事实清楚，证据充足，非法鉴定胎儿性别案件证据链完善，结案顺利。

（三）鉴定胎儿性别法律的适用

本案是适用《某省禁止非医学需要鉴定胎儿性别和选择性终止妊娠规定》，还是适用《中华人民共和国人口与计划生育法》，卫生监督员存在分歧。经过卫生监督员讨论合议，认为《某省禁止非医学需要鉴定胎儿性别和选择性终止妊娠规定》是依据《中华人民共和国人口与计划生育法》制定的，一脉相承，且在处罚的种类、幅度、范围与上位法并不冲突，在本省范围内，《某省禁止非医学需要鉴定胎儿性别和选择性终止妊娠规定》更加符合本省的具体情况。其实在法规无冲突情形下，无论选用上位法或下位法都是正确的，只是保证引用义务条款和责任条款必须相对应（即为同一法规）。

（四）行政处罚约谈的重要性

卫生行政处罚约谈制是我区实施的一项罚管同步、罚教并举、过罚相当的执法新机制，是指在执法过程中将当事人陈述申辩的权利前置，对按照一般程序立案调查终结的案件，书面约请医疗机构负责人进行面谈，全面告知其违法事实和拟作出行政处罚的依据，认真听取当事人的观点和意见，让其知晓应承担的法律后果，指导其制定有针对性的整改措施，进一步提高办案质量和执法效能，从而达到利于处罚决定的顺利履行，减少社会矛盾，营造和谐执法环境的目的。

为确保案件的顺利进行和保障当事人的合法权益，充分听取张某的观点和意见，卫生监督员对张某进行了行政处罚事先约谈，耐心细致地为张某讲解卫生相关法律法规，使其知晓违法行为的危害性。通过约谈张某充分认识的自身的错误，自觉履行行政处罚，全面进行整改。

【思考建议】

（一）如何确定医疗服务监督行政处罚责任主体，存在着两种意见

1. 以《医疗机构执业许可证》为依据确定主体。

《医疗机构管理条例》第十五条规定："医疗机构执业，必须进行登记，领取《医疗机构执业许可证》。"

第二十四条规定："任何单位或者个人，未取得《医疗机构执业许可证》，不得开展诊疗活动。"

医疗机构领取《医疗机构执业许可证》，可依法开展医疗执业活动。未取得《医疗机构执业许可证》，不得开展医疗执业活动。

《医疗机构执业许可证》是医疗机构是否合法执业的认定依据，是医疗机构执业法定的唯一的标志文件，是责任主体认定依据。（法定成立标志性文件：取得该法定文书后即可合法开展"法律一般性禁止"活动，是法律责任主体认定依据。）

从法理上讲，医疗机构主体认定应当以《医疗机构执业许可证》为依据认定。

但是，由于法律法规相关规定十分模糊，在理论与务实层面上均存在着很大分歧，使卫生执法人员非常困惑。虽然笔者一直认为医疗机构责任主体的依据应当亦只能是《医疗机构执业许可证》，但毕竟这需要得到其他部门（尤其是司法部门）的认可，否则存在着较大执法风险，必须慎重考虑。

首先应尽量与当地法制部门和法院沟通，争取理解并认同《医疗机构执业许可证》是医疗机构是否合法执业的认定依据，是医疗机构执业法定的唯一的标志文件，是责任主体认定依据之观点，这样在医疗服务监督执法中有关医疗机构责任主体认定的问题就变得简单而易于操作了。

2. 以《法人资格证书》等其他证明文件为证据确定主体。

（1）对于具有独立法人资格的医疗机构（如各级政府设立的医院、社区卫生服务中心等），同时收集《法人资格证书》和《医疗机构执业许可证》作为责任主体认定依据。一般情况下，二者所注名称是一致的，但若遇二者名称不一致时，建议以《法人资格证书》所注名称为准，同时括号注明《医疗机构执业许可证》所注名称。若为取得了《工商营业执照》的营利性医疗机构，也应同时注明《工商营业执照》所注名称。

（2）对于不具有独立法人资格的由法人或其他组织设置的医疗机构（如厂、校、村卫生室等），建议以设置法人的《法人资格证书》或其他组织设立文件为依据，以《法人资格证书》或其他组织设立文件所注名称为责任主体。同时括号注明《医疗机构执业许可证》所注名称。

（3）对于个体诊所的责任主体认定争议最大。一方面相关部门多次重申个体行医不是工商经营活动、个体诊所不是个体工商户〔《最高人民法院行政审判庭对吉林省高院"关于个体诊所是否应向工商行政部门办理营业执照的请示"的答复》（1996年1月19日，〔1996〕法行字第14号）、《卫生部关于川卫医法（1995）第008号文的批复》（1995年3月30日）、《卫生部法监司关于职工医院、个体诊所不用办理工商营业执照的答复》（1999年10月15日）〕；另一方面《关于城镇医疗机构分类管理的实施意见》（卫医发〔2000〕233号）又规定了"取得《医疗机构执业许可证》的营利性医疗机构，按有关法律法规还需到工商行政管理、税务等有关部门办理相关登记手续。"虽然该规定违背了《行政许可法》关于"部门规章不允许设置许可"的规定，但在现实情况下，对于个体诊所责任主体认定建议区别对待：

一是只办理《医疗机构执业许可证》而没有领取《工商营业执照》的个体诊所，建议同时收集个体诊所《卫生机构（组织）分类代码证》和《医疗机构执业许可证》作为责任主体认定依据。

二是既办理《医疗机构执业许可证》又领取《工商营业执照》的个体诊所，建议以《工商营业执照》为依据，以《工商营业执照》所登记业主为责任主体。同时括号注明《医疗机构执业许可证》所注名称。

凡是出现多个主体证明文件的，应通过询问笔录让当事人确认多个主体证明文件所证明主体为同一主体。

3. 无证行医（未取得医疗机构执业许可证）责任主体认定。

《最高人民法院关于执行〈中华人民共和国行政诉讼法〉若干问题的解释》第九十七条规定："人民法院审理行政案件，除依照行政诉讼法和本解释外，可以参照民事诉讼的有关规定。"

《最高人民法院关于适用〈中华人民共和国民事诉讼法〉若干问题的意见》第四十九条规定："法人或者其他组织应登记而未登记即以法人或者其他组织名义进行民事活动，或者他人冒用法人、其他组织名义进行民事活动，或者法人或者其他组织依法终止后仍以其名义进行民事活动的以直接责任人为当事人。"

无论无证行医者以任何名义对外开展非法行医活动，均不能简单地将其对外开展非法行医活动的名义作为责任主体认定，只能以无证行医设置者（单位或个人）为责任主体，多人或多单位设置的并列为责任主体。

（二）法律冲突时准确适用法规原则

1. 高位法优先适用规则。法律的效力高于行政法规、地方性法规、规章；行政法规的效力高于地方性法规、规章；地方性法规的效力高于本级和下级政府规章；省级政府制定的规章的效力高于本行政区域内的较大的市政府制定的规章。

2. 特别法优先适用规则。同一机关制定的法律、行政法规、地方性法规和规章，特别规定与一般规定不一致的，适用特别规定。

3. 新法优先适用规则。同一机关制定的法律、行政法规、地方性法规和规章，新的规定与旧的规定不一致的，适用新的规定。

4. 地方法规优先适用情形。地方性法规或者地方政府规章依部门规章对同一事项规定不一致的，应当优先适用地方性法规或者地方政府规章。

5. 部门规章优先适用情形。部门规章依据法律、行政法规的授权作出的实施性规定，或者部门规章对于尚未制定法律、行政法规而国务院授权的事项作出的具体规定，与地方性法规或者地方政府规章对同一事项规定不一致的，应当优先适用部门规章。

6. 部门规章冲突情形下的适用规则。部门规章与国务院其他部门制定的规章之间，对同一事项的规定不一致的，应当优先适用根据专属职权制定的规章；两个以上部门联合制定的规章，优先于一个部门单独制定的规章；不能确定如何适用的，应当按程序报请国务院裁决。

五十三、某社区卫生服务站利用超声技术进行 非医学需要胎儿性别鉴定案

【案情介绍】

2013年10月16日，洛阳市老城区卫生局接上级跨省协查通知，通知显示某省孕妇姚某分别于2013年9月14日和9月29日在老城区某社区卫生服务站进行了两次B超检查，该卫生服务站医生许某等两人两次均为其腹中胎儿鉴定为女孩。得知胎儿为女孩后，姚某夫妇回老家计生办开引产证明时被当地计生办发现有非法鉴定胎儿性别嫌疑，遂被立案调查。随后，安徽省桐城市人口计生委派人将相关案情通报给洛阳市计生行政部门，请求协助调查。

接到通知后，老城区卫生局立即对该社区卫生服务站进行了突击检查。发现该社区卫生服务站存在下列违法行为：①现场查出该卫生服务站非法购进使用B超机一台，其医疗机构执业许可证登记批准范围无"医疗影像"项目，属超范围诊疗行为；②现场B超诊断医师许某、朱某持有的均为临床内科助理执业医师证书，且其证书执业地点非本卫生服务站，两人均无相应的影像学执业医师证书和资质，属于异地非本专业执业。报请卫生监督负责人审批，认定该社区卫生服务站上述行为已涉嫌违法，决定立案进一步调查。经调查，认定该社区卫生服务站及其两名医师非法进行胎儿性别鉴定的违法事实：2013年9月14日，安徽省桐城籍孕妇姚某在该社区卫生服务站进行B超检查过程中，极力请求为其进行检查的医师许某告知其腹中胎儿的性别，医师许某最终告诉其腹中胎儿为女孩，姚某当场给医师许某100元好处费，许某收下后嘱咐其半月后再来复查。半月后即2013年9月29日，姚某再次来到该社区卫生服务站进行"复查"，因医师许某请假不在，姚某便请当时在值的B超诊断医师朱某为其做B超检查，医师朱某在姚某及其丈夫的再三恳求并经该社区卫生服务站负责人孙某同意后告诉其腹中胎儿为女孩。

经调查后认定：1. 该社区卫生服务站上述行为已违反了《医疗机构管理条例》第二十七条、第二十八条；《中华人民共和国人口与计划生育法》第三十五条的规定。依据《医疗机构管理条例》第四十七条、第四十八条；《中华人民共和国人口与计划生育法》第三十六条第（二）项的规定，给予该卫生服务站：①警告；②没收违法所得40元；③罚款人民币贰万元整的行政处罚。2. 助理执业医师许某违反了《中华人民共和国执业医师法》第二十二条、第二十七条的规定。依据本法第三十七条第（一）项、第（十）项规定，决定

给予助理执业医师许某：①警告；②暂停执业 8 个月的行政处罚。3. 助理执业医师朱某违反了《中华人民共和国执业医师法》第二十二条的规定。依据本法第三十七条第（一）项的规定，给予助理执业医师朱某：①警告；②暂停执业 6 个月的行政处罚。当事人对处罚决定表示认同，于 2013 年 10 月 30 日自觉履行处罚。

【案件评析】

1. 案件调查取证。本案在证据获取上有一个显著特点，即某孕妇姚某两次在该社区卫生服务站进行胎儿性别鉴定过程中，其本人及丈夫对全程均做了视频隐蔽拍摄。其拍摄目的我们先不做猜测，但这两份视频证据中的个别细节却直接改变了案件调查中先期证据的采信程度和采信结果，使本案的违法主体的最终认定发生了重大改变。

案件调查伊始，通过某市计生委提供的线索和上述两段视频证据，以及监督员对当事 B 超师和该社区卫生服务站负责人的询问，为孕妇进行胎儿性别鉴定这一违法行为系两名 B 超师的个人行为，该行为与该卫生服务站似乎无关。所以开始我们认定的被处罚主体是两名 B 超检验医师。

案情的转折发生在案件调查终结阶段，参与本案的一名监督员在重新观看上述录像视频时，发现该社区卫生服务站负责人孙某三次出现在视频画面中，其中两次系孙某在收取 B 超检查费 20 元的过程中。另一次系 9 月 29 日孕妇姚某来复查时因找不到上次为其诊查的 B 超师许某，其丈夫找到负责人孙某请求其帮忙协助，负责人孙某最终进入 B 超检查室与医师朱某进行交谈的画面。由于交谈内容没有被录下，所以开始并没有引起监督人员的注意。而在随后的视频中，孕妇姚某及其丈夫再次进入 B 超检查室，B 超师朱某点头承认其腹中胎儿为女孩。根据上述细微可疑之处，监督员随即对上述 B 超师许某、朱某以及该社区服务站负责人孙某重新进行约谈，并制作了询问笔录。在政策法规宣传教育过程中，三人承认该服务站负责人孙某对两次胎儿性别鉴定均知情，而且孙某还在第二次检查中指使 B 超师朱某可以告知孕妇姚某胎儿性别。因为惧怕卫生部门吊销其医疗机构执业许可证，孙某在监督员第一次询问调查前与两名 B 超师统一了口径，承诺两人承担一切违法费用，以期推卸卫生服务站在本案中的责任。

2. 违法主体认定。认定该社区卫生服务站为主要违法主体的理由如下：①该服务站未经批准擅自购买使用 B 超机，超范围进行医疗影像学诊疗活动为此次非法鉴定胎儿性别案提供了违法设备前提；②聘用的两名 B 超检查医师，均无相关的医疗影像学资质和资格，且未进行上岗前的相关专业及法律法规培训，为非法鉴定胎儿性别行为的发生创造了而宽松的环境；③本案两次非法鉴定胎儿性别行为作为负责人的孙某均知情，却没有及时制止，并且在最后一次指使 B 超师朱某为孕妇姚某鉴定胎儿性别提供便利；④该社区卫生服务站两次均收取了当事孕妇姚某的 B 超检查费共计 40 元，该款项应视为其非法为孕妇姚某进行医疗影像学检查并进行胎儿性别鉴定的非法所得。

我们必须明白：在卫生行政执法中，只要行为人从事了行政违法行为，除非有法定免责事由和重要条件，都必须要承担一定的法律责任，而不管行为人的是否为个人或职务行为。即行政处罚"不问职务行为"原则。

如果医疗机构使用非医师执业活动，其医疗机构和非医师人员分别违反了《医疗机构管理条例》和《执业医师法》，应当分别裁量，分别处罚。

五十四、某社区健康服务中心未取得母婴保健技术许可擅自从事终止妊娠手术案

【案情介绍】

2013年5月21日某区卫生和人口计划生育局卫生监督员到某社区健康服务中心（以下简称社康中心）现场检查，发现彭某生在计划免疫室坐诊，查见其于2013年4月20日为田子佳林开具的预防接种处方单一张，现场未能提交《医师资格证书》和《医师执业证书》；在妇科诊室，查见"某医院门诊患者登记本"一本，内有"人流、取环"字样，依姓名在妇科诊室电脑打印出日期为2013年4月3日患者姓名为胡某某的处方笺和治疗单各1张，打印出日期为2013年4月6日患者姓名为李某某的处方笺2张和治疗单1张。在收费处电脑打印出日期为2013年4月6日患者姓名为李某某的"社康门诊收费明细名单"3张，均未显示医师姓名，不能提交上述打印件的原件。在妇科诊室内的手术室内并未发现用于取环和终止妊娠手术的医疗器械。卫生监督员出具《卫生监督意见书》，责令其停止违法行为，限期提交医师资质证书，发出约谈通知书，通知该社康中心主任谷某某，妇科医师刘某某5月23日到我监督所配合调查，并于当日立案调查。

5月23日，谷某某、刘某某接受调查询问时均承认查获的处方笺和治疗单为该社康离职医生李某某在岗期间所开具，且在治疗单上用"手术费4"、"手术费2"代替"人工终止妊娠手术、取环"等妇科治疗项目收费。提交李某某《医师资格证书》和《医师执业证书》。

6月25日，监督员对该社康中心实施突击检查，仍未能查获手术器械，在妇科诊室电脑打印出患者姓名为王某某（2013年3月29日）和饶某某（2013年4月3日）的治疗单各1张，谷某某确认为李某某在岗期间开具，门诊患者登记本上姓名"赖某某、陈某某、杨某某"的患者资料，在门诊收费处和妇科诊室均未能查获。

根据现有证据最终查明，某社区健康服务中心使用非卫生技术人员从事医疗卫生技术工作的行为，违反了《医疗机构管理条例》第二十八条的规定，依据《医疗机构管理条例》第四十八条及《医疗机构管理条例实施细则》第八十一条第一款的规定，处以罚款人民币贰仟伍佰元整；使用未取得处方权的人员开具处方的行为，违反了《处方管理办法》第四十七条的规定，依据《处方管理办法》第五十四条第（一）项的规定，处以罚款人民币贰仟元整；未取得母婴保健技术许可开展终止妊娠手术的行为，违反《中华人民共和国

母婴保健法》第三十二条第一款及《中华人民共和国母婴保健法实施办法》第三十五条第三款的规定，依据《中华人民共和国母婴保健法实施办法》第四十条规定，给予警告、没收违法所得壹仟柒佰陆拾元并罚款人民币壹万元整；擅自从事计划生育技术服务，违反了《计划生育技术服务管理条例》第二十二条的规定，依据《计划生育技术服务管理条例》第三十四条的规定，给予警告、没收违法所得肆佰元整并罚款人民币壹万元整；本案合并予以警告、没收违法所得贰仟壹佰陆拾元整并罚款人民币贰万肆仟伍佰元整。某区卫生和人口计划生育局于 2013 年 7 月 31 日发出《行政处罚事先告知书》，在当事人当场放弃陈述申辩后，发出《行政处罚决定书》。当事人于 2013 年 7 月 31 日自觉完全履行。某区卫生和人口计划生育局于 10 月 9 日跟踪复查该违法行为未发现从事计划生育技术服务及开展人工终止妊娠手术，现场未见刘某某、彭某某等二人。

彭某某未取得《医师资格证书》和《医师执业证书》从事医疗卫生技术工作，依据《中华人民共和国执业医师法》第三十九条之规定另案处罚。

【案件评析】

本案违法主体认定准确，违法事实清楚，证据确凿充分，形成了完整、严密的证据链，适用法律法规正确，处罚程序正当，自由裁量合理。现针对争议焦点分析如下：

1. 违法所得的确认。彭某某未取得《医师资格证书》和《医师执业证书》开具处方，主要负责人解释他主要从事行政工作，计免工作是暂时的附加工作，没有另付工资，因此无法确认违法所得。从妇科诊室打印的治疗单、收费处打印的收费收据及询问笔录确认，为王某某、胡某某取环违法所得人民币肆佰元整，现场未见药品、器械，为饶某某、李某某实施人流手术违法所得壹仟柒佰陆拾元整。而其他可疑接受人流、取环患者，因无从查找收费明细，询问该社康中心现任妇科医生及主要负责人，均称不清楚具体的违法所得。据此认定该社康中心擅自从事计划生育技术服务违法所得肆佰元整，擅自从事终止妊娠手术违法所得壹仟柒佰陆拾元。

2. 彭某某的资质认定。现场检查发现彭某某在计划免疫室坐诊，查见其于 2013 年 4 月 20 日为田子佳林开具的预防接种处方单一张，本人及社康中心主任谷某某均声称其持有《医师资格证书》和《医师执业证书》，卫生执法人员出具监督意见书限期提供资质证书，经我局调阅"医师执业注册联网管理系统"资料，未能查见彭某某注册信息，在限期内不能提交，6 月 25 日谷某某承认彭某某无《医师资格证书》和《医师执业证书》。因此，认定该门诊部使用非卫生技术人员从事医疗卫生技术工作的违法行为事实清楚。

3. 擅自开展终止妊娠手术、从事计划生育技术服务的事实认定。由于查见"某医院门诊患者登记本"内有"人流、取环"字样，治疗单上仅出现"手术费 4"、"手术费 2"，且均无医师签名，在妇科诊室内的手术室内并未发现用于取环和终止妊娠手术的医疗器械，无直接证据证明其曾开展终止妊娠手术、从事计划生育技术服务。在当事医师已离职的情况下，机构可能辩称对"患者登记本"不知情，对"手术费 4"、"手术费 2"另作解释，卫生执法人员分别对社康中心主任谷某某、妇科医师刘某某展开询问，两人在分别接受调查时均承认查获的处方笺和治疗单为该社康离职医生李某某在岗期间所为，"手术费 4"、"手术费 2"为人工终止妊娠手术、取环等妇科治疗项目的收费代称，结合收集的相关证据，藉此认定擅自开展终止妊娠手术、从事计划生育技术服务的事实。

4. 聘用未取得处方权人员李某某是否应予处罚。李某某具有《医师资格证书》及《医师执业证书》，但执业地点为某县妇幼保健院，在非执业地点开具药品处方的行为，个人本应予以警告处罚，但该医生自解聘离开社康中心后，无法联系上，故无法实施处罚。

【思考建议】

1. 某社区健康服务中心使用未取得处方权人员李某某（1 名）开具药品处方，可处 5000 元以下的罚款，①参照《某省卫生行政处罚自由裁量权细化标准》（试行），违反本规定使用人员连续超过 1 个月，应予以 2000 以上 3000 以下的罚款，予以罚款贰仟元整；②该社康中心违反了《计划生育技术服务管理条例》，违法所得不足 5000 元，应予以 5000 元以上 2 万元以下的罚款，经查，该中心曾于 2011 年 5 月 21 日因擅自从事计划生育技术服务的违法行为被我局处以警告并罚款的行政处罚，属于再犯，予以罚款壹万整；③该社康中心使用的非卫生技术人员彭某某未取得《医师资格证书》和《医师执业证书》，于 2013 年 2 月份开始在计划免疫室工作，可处 5000 元以下的罚款，属于初犯，未造成患者伤害，予以罚款贰仟伍佰元整；④该社康中心未取得母婴保健技术许可从事终止妊娠手术，应予以 5000 元以上 2 万元以下的罚款，参照《某省卫生行政处罚自由裁量权细化标准》（试行），违法所得不足 5000 元，应予以 1 万元以上 2 万元以下的罚款，给予警告并处罚款壹万元整。

2. 本案中，对当事人擅自从事计划生育技术服务，认为其违反了《计划生育技术服务管理条例》第二十二条："从事计划生育技术服务的医疗、保健机构，由县级以上地方人民政府卫生行政部门审查批准，在其《医疗机构执业许可证》上注明获准开展的计划生育技术服务项目，并向同级计划生育行政部门通报。"的规定，依据《计划生育技术服务管理条例》第三十四条："计划生育技术服务机构或者医疗、保健机构以外的机构或者人员违反本条例的规定，擅自从事计划生育技术服务的，由县级以上地方人民政府计划生育行政部门依据职权，责令改正，给予警告，没收违法所得和有关药品、医疗器械；违法所得 5000 元以上的，并处违法所得 2 倍以上 5 倍以下的罚款；没有违法所得或者违法所得不足 5000 元的，并处 5000 元以上 2 万元以下的罚款；造成严重后果，构成犯罪的，依法追究刑事责任。"的规定，给予警告、没收违法所得肆佰元整并罚款人民币壹万元整。三十四条明确的处罚对象是"计划生育技术服务机构或者医疗、保健机构以外的机构或者人员"，而本案是一家正规的医疗机构，不属于该条例的调整范围。建议适用《人口与计划生育法》第三十六条第（一）项进行处罚。

五十五、某医院 21 人未取得国家颁发的有关合格证书施行终止妊娠手术案

【案情介绍】

2013 年 5 月 21 日，某省卫生厅在对某医院进行综合执法检查时发现：4 名工作人员从事终止妊娠手术工作，不能提供《母婴保健技术考核合格证书》。经查，该院妇科 20 人的《母婴保健技术考核合格证书》已过期，1 人未办理《母婴保健技术考核合格证书》。经核实，该院妇科终止妊娠数据统计表显示：在 5 月 21 日检查并下达《卫生监督意见书》后，该院 5 月 24 日及 29 日仍在开展终止妊娠手术，应属情节严重。上述行为违反了《中华人民共和国母婴保健法实施办法》第三十五条第三款的规定，依据《中华人民共和国母婴保健法实施办法》第四十条规定，对该院作出：警告，没收违法所得 8100 元，罚款 40500 元的行政处罚。

【案件评析】

1. 本案的行政处罚主体准确、程序合法、处罚裁量适当。该院妇科 20 人的《母婴保健技术考核合格证书》均已过期，1 人未办理《母婴保健技术考核合格证书》而从事终止妊娠的违法行为，事实清楚，证据确凿。因违法行为持续时间长、人数多，且未根据卫生监督意见及时整改，应属情节严重，在并处违法所得 3 倍以上 5 倍以下罚款的自由裁量范围内，选取 5 倍罚款是适当的。

2. 关于违法开展终止妊娠手术的法律适用问题。本案中，该院持有效《母婴保健技术服务执业许可证》，机构具备开展终止妊娠手术资质，主要违法事实在于从事终止妊娠手术的人员未取得相关合格证书。《母婴保健法》及《母婴保健法实施办法》对医疗、保健机构或者人员未取得《母婴保健技术考核合格证书》，擅自从事终止妊娠手术有明确处罚条款，因此，该案应当选择适用《母婴保健法》及《母婴保健法实施办法》。

对案卷《现场笔录》中所提到的该院开展免疫组织化学染色技术、细胞学诊断技术、HE 切片诊断技术、术中快速冷冻切片诊断技术未在《医疗机构执业许可证》上进行登记的违法行为，应说明已另案处理。

【思考建议】

《母婴保健法实施办法》第四十条"医疗、保健机构或者人员未取得母婴保健技术许

可，擅自从事婚前医学检查、遗传病诊断、产前诊断、终止妊娠手术和医学技术鉴定或者出具有关医学证明的，由卫生行政部门给予警告，责令停止违法行为，没收违法所得；违法所得5000元以上的，并处违法所得3倍以上5倍以下的罚款；没有违法所得或者违法所得不足5000元的，并处5000元以上2万元以下的罚款。"

该法律规范明确界定了适用条件：

一是医疗、保健机构或者人员；

二是未取得母婴保健技术许可；

三是擅自从事母婴保健技术行为。

尤其是在违法行为进行上使用了"擅自"一词，使得因违法行为是否"擅自"而出现不同的法律适用。

（一）机构已取得母婴保健技术许可

1. 人员已取得母婴保健技术许可——合法开展母婴保健技术行为。

2. 人员未取得母婴保健技术许可。

（1）人员擅自从事母婴保健技术行为——对人员适用《母婴保健法实施办法》第四十条。

（2）机构安排从事母婴保健技术行为——对机构适用《医疗机构管理条例实施细则》第八十一条（此现象如医生有执业证，不能按使用非卫处理，可直接用《实施办法》40条处理，认定机构擅自使用无证人员开展终止妊娠）。对人员责令改正或适用《执业医师法》第三十七条。

（二）机构未取得母婴保健技术许可

1. 人员已取得母婴保健技术许可

（1）人员擅自从事母婴保健技术行为——对人员责令改正或适用《执业医师法》第三十七条。

（2）机构安排从事母婴保健技术行为——对机构适用《母婴保健法实施办法》第四十条；对人员责令改正或适用《执业医师法》第三十七条。

2. 人员未取得母婴保健技术许可

（1）人员擅自从事母婴保健技术行为——对人员适用《母婴保健法实施办法》第四十条。

（2）机构安排从事母婴保健技术行为——对机构适用《母婴保健法实施办法》第四十条；对人员责令改正或适用《执业医师法》第三十七条。

注意：上述法律适用问题前提是机构已取得《医疗机构执业许可证》和人员已取得《医师资格证书》《医师执业证书》，否则应直接适用《执业医师法》和《医疗机构管理条例》。

五十六、某医疗美容门诊部诊疗活动超出登记范围案

【案情介绍】

2013 年 3 月，中央电视台记者暗访卓越医疗美容门诊部，拍摄了记者与工作人员商谈代孕的过程。3 月 25 日，北京市卫生局联合药监、公安对卓越医疗美容门诊部进行了现场检查。发现标有"捐卵"、"IVF"（IVF 即人类辅助生殖技术）、"促排卵治疗方案"、"卵泡监测"等字样的各种记录，一台存有妇科超声检查记录的 B 超机，大量促排卵药物及取卵针。门诊部执业人员有护士、实习护士各 1 人，铂生卓越医疗科技（北京）有限责任公司财务人员 1 人。未见到门诊部法人、负责人、医师、检验人员等。现场未发现执业活动，未发现与医疗美容相关的记录。

经批准，3 月 31 日立案，案由为"北京卓越医疗美容门诊部超出登记的诊疗科目范围开展人类辅助生殖技术"。办案人员对先行登记保存的书证、电脑主机内记录、B 超仪内记录进行了全面梳理，对门诊部法人委托人朱某进行了调查。发现涉案主体多且关系错综复杂，有北京卓越医疗美容门诊部、铂生卓越医疗科技公司、"香港福臣"等。涉嫌违法事实有超出登记的诊疗科目执业、出借《医疗机构执业许可证》、非法行医，并涉嫌刑事犯罪。经与法制、司法、公安部门深入沟通、专题研究，结论是在现有法律制度下，现有证据，无法认定涉案主体的刑事犯罪责任。最终以在门诊部现场查获、法人委托人签字认可的诊疗记录、银行商户存根，及法人委托人的调查笔录为主要证据，按照超出登记的诊疗科目范围开展了超促排卵治疗，违法收入超出 3000 元，依据《医疗机构管理条例》第四十七条和《医疗机构管理条例实施细则》第八十条第二款第（一）项的规定，给予卓越医疗美容门诊部三千元罚款，并吊销《医疗机构执业许可证》的行政处罚。2013 年 6 月 28 日下达行政处罚决定书，当事人自觉履行结案。

【案件评析】

1. 被处罚主体的确定。本案涉案主体多且关系错综复杂，包括卓越医疗美容门诊部、铂生卓越医疗科技公司、"香港福臣"等。"香港福臣集团公司"在本案中主要负责代孕活动的广告宣传和组织联系工作，在工商管理部门未查到相关注册信息；卓越医疗美容门诊部，在本案中利用医疗机构合法资质，为客户及代孕母亲进行血液检测、注射促排卵药物、卵泡及胚胎 B 超监测等相关诊疗活动，门诊部法人赵某，负责人孙某；铂生卓越医疗科技

公司，法人李某，收取客户诊疗费用，给予门诊部资金支持，核发门诊部工作人员工资；罗迪欧投资管理公司，法人李某，与门诊部、铂生科技公司有频繁的资金往来，门诊部有大量标有"罗迪欧"字样的病历封面；北京迪安临床检验所，经注册登记，与门诊部签订了合作协议，对门诊部提供的血液样本进行检测，出具检验报告。经过办案人员调查分析认为，卓越医疗美容门诊部为实施代孕所必须超促排卵行为的实际实施者，其超出登记的诊疗科目开展诊疗活动事实清楚，证据确凿，予以立案处罚。

2. 代孕违法行为的确定。通过调取临床检验所检测项目及费用明细，与查获的诊疗记录、B超机内记录等，发现该门诊部涉嫌开展人类辅助生殖技术 379 例，其中 19 例形成证据链（即客户接受了血液检测、B超监测和促排卵药物注射），支持该门诊部超出登记范围执业。诊疗记录里有注册在该门诊部护士的签名，经法人委托人调查笔录确认，确认了诊疗记录本为门诊部所有。专家论证结论认为超促排卵治疗是实施人类辅助生殖技术的一个环节，确定开展人类辅助生殖技术还需要有相关实验室的证据支持，故不能表述为开展了人类辅助生殖技术，而应表述为开展了妇科的超促排卵治疗。故本案案由修改为北京卓越医疗美容门诊部超出登记的诊疗科目范围开展了超促排卵治疗。

3. 违法收入的认定

（1）违法收入相关证据有客户给予铂生卓越科技公司费用银行商户存根，门诊部给付临床检验所的血液检测费用，领款人为门诊部工作人员的"客户治疗提成表"（表中有"客户姓名、治疗项目、治疗金额、提成金额"及领款人签字等记录）。办案人员在对朱某的调查中，朱某承认门诊部的财物由铂生卓越科技公司统一管理，认可收取的客户费用等同于门诊部的收入，也认可了门诊部支付给临床检验所的血液检测费用是替香港福臣垫付，并收到香港福臣相关费用。对"客户提成表"不予认可。故本案用客户给予铂生卓越科技公司费用和门诊部给付临床检验所的血液检测费用作为门诊部违法收入。

（2）违法收入认定支付范围上有三种意见：①临床检验所提供的门诊部支付的全部检验费用；②门诊部支付的能形成证据链条的 19 人的检验费用；③门诊部支付的有注射促排卵药物记录的客户的检验费用。本案采用了将门诊部支付的能形成证据链条的 19 人的检验费用认定为违法收入。

（3）违法收入认定时间范围上有三种意见：①从与临床检验所 2009 年建立协作后至案发前的所有检验费用；②从有超声检查记录开始算起，即从 2011 年 11 月 6 日至案发前；③从有注射记录开始算起，即从 2012 年 4 月 24 日至案发前。本案采用了从有注射记录开始起计算违法收入。

【思考建议】

"代孕"行为现有法律法规界定不明确。本案以"非法代孕"曝光开始，"代孕"成为媒体及人们关注的重点内容。现有医疗卫生法律法规中，只有 2001 年 8 月 1 日起实施的

《人类辅助生殖技术管理办法》提到了"代孕",但并未对"代孕技术"进行界定。《人类辅助生殖技术管理办法》第二十二条规定"开展人类辅助生殖技术的医疗机构违反本办法,有下列行为之一的,由省、自治区、直辖市人民政府卫生行政部门给予警告、3 万元以下罚款,并给予有关责任人行政处分;构成犯罪的,依法追究刑事责任:……(二)实施代孕技术的;……"。本条规定了医疗机构不得实施代孕技术,但由于无配套相关文件,什么情形下可以认定为"代孕技术"无法界定,如本案涉及的促排卵治疗无法界定为"代孕技术"。